新版 雅俗文

化書系

樸初題

「神农尝百草」，开启中医悠久的历史；

「天人相应」「辨证论治」，寓意中医深厚的哲学。

《黄帝内经》《伤寒杂病论》《本草纲目》……岐黄巨著绵绵不绝；

望闻问切、中药、针灸、推拿……诊疗方法娓娓道来。

御医、坐堂大夫、游方郎中，行医场景重现眼前；

中医诊治，历经千年，救病患脱疾苦。

扁鹊、华佗、张仲景，妙手仁心天下所仰；

中医德行，代代相传，铸传奇颂美德。

新版
雅俗文化书系

中医文化

过常宝 主编
严 青
桑爱叶 著

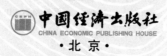

中国经济出版社
CHINA ECONOMIC PUBLISHING HOUSE
·北京·

图书在版编目（CIP）数据

中医文化／过常宝主编．严青，桑爱叶著
－－北京：中国经济出版社，2011.5（2023.8 重印）
（新版"雅俗文化书系"）
ISBN 978－7－5136－0068－2

Ⅰ．①中… Ⅱ．①过… ②严… ③桑… Ⅲ．①中国医药学－文化－普及读物 Ⅳ．①R2－05

中国版本图书馆 CIP 数据核字（2020）第 053726 号

策划编辑　崔姜薇
责任编辑　葛　晶　王骏雄
责任印制　马小宾
封面设计　任燕飞装帧设计工作室

出版发行　中国经济出版社
印　刷　者　三河市同力彩印有限公司
经　销　者　各地新华书店
开　　　本　880mm×1230mm　1/32
印　　　张　6.875
字　　　数　155 千字
版　　　次　2011 年 5 月第 1 版
印　　　次　2023 年 8 月第 3 次
定　　　价　39.80 元
广告经营许可证　京西工商广字第 8179 号

中国经济出版社 网址 www.economyph.com **社址** 北京市东城区安定门外大街 58 号 **邮编** 100011
本版图书如存在印装质量问题，请与本社销售中心联系调换（联系电话：010－57512564）

编 委 页

题　　字：赵朴初

名誉顾问：季羡林

主　　编：过常宝

编　　委：过常宝　　高建文　　刘　礼　　王静波
　　　　　周海鸥　　李志远　　严　青　　桑爱叶
　　　　　任雅才　　刘伟杰　　黄玉将　　范　洁
　　　　　于　潇　　郭仁真　　刘　婕　　李美超
　　　　　李竟涵　　刘全志　　林甸甸　　杨　辰
　　　　　向铁生

新版 雅俗文化书系

中医文化

序一　季羡林序

(第一版"雅俗文化书系"序)

　　在中国,在文化艺术,包括音乐、绘画、书法、舞蹈、歌唱等方面,甚至在衣、食、住、行,园林布置,居室装修,言谈举止,应对进退等方面,都有所谓雅俗之分。

　　什么叫"雅"?什么叫"俗"?大家一听就明白,但可惜的是,一问就糊涂。用简明扼要的语句,来说明二者间的差别,还真不容易。我想借用当今国际上流行的模糊学的概念说,雅俗之间的界限是十分模糊的,往往是你中有我,我中有你,绝非楚河汉界,畛域分明。

　　说雅说俗,好像隐含着一种评价。雅,好像是高一等的,所谓"阳春白雪"者就是。俗,好像是低一等的,所谓"下里巴人"者就是。然而高一等的"国中属而和者不过数十人",而低一等的"国中属而和者数千人"。究竟是谁高谁低呢？评价用什么来做标准呢？

目前，我国的文学界和艺术界正在起劲地张扬严肃文学和严肃音乐与歌唱，而对它们的对立面俗文学和流行音乐与歌唱则不免有点贬义。这种努力是未可厚非的，是有其意义的。俗文学和流行的音乐与歌唱中确实有一些内容不健康的东西。但是其中也确实有一些能对读者和听众提供美的享受的东西，不能一笔抹杀，一棍子打死。

我个人认为，不管是严肃的文学和音乐歌唱，还是俗文学和流行音乐与歌唱，所谓雅与俗都只是手段，而不是目的。其目的只能是：能在美的享受中，在潜移默化中，提高人们的精神境界，净化人们的心灵，健全人们的心理素质，促使人们向前看，向上看，向未来看，让人们热爱祖国，热爱社会主义，热爱人类，愿意为实现人类的大同之域的理想而尽上自己的力量。

我想，我们这一套书系的目的就是这样，故乐而为之序。

季羡林

1994 年 6 月 22 日

序二 新版"雅俗文化书系"序

人的行为、意识、关系，人所面对的制度、风俗、物质等，都是文化。对于芸芸众生来说，文化与生俱来，人人都不能离开文化而生存。

古人说"物相杂，故曰文"(《周易·系辞下》)，又说"五色成文而不乱"(《礼记·乐记》)，所以，"文"就是多种色泽的搭配，它比自然状态有序而且更好看。圣人以此"化"人，就是要将人从蒙昧自然状态中改造过来，成为知廉耻、懂辞让、有礼仪的人。

现代人自我意识增强，就不这么看了。梁启超说："文化者，人类心能所开释出来之有价值的共业也。"(《什么是文化》)就是说，文化是人类集体内在的灵性和智慧之花，这些花朵被普遍认可，并且形成一道道风景：道德、艺术、政治形态等。

这两种说法都有道理：先知先觉的天才们，引领着文化的方向；而我们每一个人，也都参与了文化的创造和延续。如此，文化才成其为文化。

政治、经济、伦理、哲学、学术、文学、艺术等，与意识形态和价值有关，有着官方色彩，可以称之为主流文化。而以社会生活为中心，如家庭、行业、风俗、技艺、生活行为等，以及一部分游离在社会法律和制度之外的行为，如绿林、帮会、寺庙、赌博等，则可称之为非主流文化或次生文化。

由于今天的"非主流文化"有"反主流文化"的意思，为了避免歧义，我们也可以直接地将这一部分内容称为生活文化和世俗文化。

主流文化对社会的发展至关重要，是精英们的舞台，他们以及他们精美的创造，为我们的社会树立了目标和尺度。但是，与我们每个人生活相关的，却是生活文化和世俗文化。生老病死、衣食住行、百般生业、游观娱乐、江湖绿林、方士游医、沿街托钵、鸡鸣狗盗……正是这一切，构成了日常生活的文化图景。

本丛书关注社会生活，关注这五光十色的世俗图景，并希望能够完整地将它们勾勒出来。我们相信，这一幅幅的生活情态、世俗图景，甚至比那些彩衣飘飘、粉墨登场的角儿、腕儿，更加真实，也更有风采。

以"雅俗文化"为名，是为了显示我们对趣味的偏爱，并以此来区分于主流文化典正的姿态和庄严的价值观。其实在生活中是无所谓雅和俗的,弹琴虽然需要更多的教养,赌博对有些人来说似乎天生就会,但作为技艺,两者真有高下的差别吗?何况庄子说一切都与道相通,什么都可以玩出境界来。古人不是常拿厨艺说政治,并且还真有好厨师成了政治家的例子吗?所谓"雅俗文化",不过是遵从习惯的说法,并没有价值高下的意思。

日常生活及世俗图景都是文化。但文化,毕竟具有建构性特点。换句话说,那些散乱的现象、意识、习惯等等,只有被理解了,才具有意义,才能成为文化。我们编纂这套丛书的目的,就是帮助人们理解日常生活和生活传统,从而能真正地从生活中体会到意义和趣味,增加人生的内涵。

我们期望编撰一套集知识性、趣味性甚至实用性为一体的文化丛书。它虽然不是学术著作,但就某一类别文化而言,应该有着系统的、可靠的知识,应该充分揭示出它的精神和境界,并融贯在对各种精彩文化现象的描述之中,使之真正贴近生活、提升生活,成为一道道能够颐养性情、雅俗共赏的精美的文化大餐。

过常宝

2011 年 3 月

前言 何为中医

中医,顾名思义,就是中国的医学,是相对于西方医学而言的。在西方医学没有传到我国的时候,并没有"中医"这个名词。在此之前,中国人对"中医"有过很多不同的称谓。这些不同的名字背后有很多有趣的故事。

"中医"的第一个名字叫"岐黄"。这个名字来自《黄帝内经》。《黄帝内经》是黄帝与岐伯讨论医学的书,于是后世就称《黄帝内经》中的医学为"岐黄之术"。因为《黄帝内经》是中医的经典著作,所以"岐黄"就成了中医的代名词。

"中医"的第二个名字叫"青囊"。它因三国时期名医华佗的医学著作《青囊书》而得名。

据传,三国时魏王曹操患有头风,常常发作,痛苦不堪,召当时的名医华佗为他看病。华佗建议给曹操做开颅手术,曹操疑心华佗要谋害自己,就下令把华佗杀了。

华佗临死前,为了报答狱卒的照料之德,把自己毕生所学著成《青囊书》,赠给狱吏。后来,人们就用"青囊"之术来称呼中医。

"中医"的第三个名字叫"杏林"。这个名字也源于三国时期的一个故事。

三国时期,吴国有一位隐居在江西庐山的名医叫董奉,他为人看病从不收取钱财,只是要求被治愈者在他屋后种杏树,重者五株,轻者一株。因为他医术远近闻名,附近百姓都来找他看病。没几年,董奉屋后就变成了一望无际的杏林。从此,人们就开始称中医为"杏林"。后来,董奉让老虎为他守护杏林,这就是著名的"虎守杏林"的故事。

"中医"的第四个名字叫"悬壶"。这个名字的来历颇具神奇色彩。

东汉时河南汝南有一个叫费长房的人,他是个管市场的官吏。在市场巡逻的时候,他常常看到一个老者用长杆挑壶行医。每到散集的时候,老者就跳到壶里消失不见了。为弄清底细,费长房设酒款待老者。后来他随老者同入壶中,发现壶里居然别有天地,于是拜老者为师,学习道术。数年后,他学成出山,从此悬壶行医。从那之后,"悬壶"就成了中医的标志。

"中医"还有个鲜为人知的名字叫"橘井",说的是西汉道士苏耽的故事。

苏耽事母至孝,成仙之前告诉母亲将有瘟疫流行,用井中泉水泡橘叶可以治病。第二年过年疫病暴发,他母亲用这个办法医治了无数病人。为了纪念他的功德,后来人们就用"橘井泉香"来称赞中医。

"中医"二字最早见于东汉班固的《汉书·艺文志》，其中有"有病不治，常得中医"的话。意思是有病而不去医治，却常常因为合乎医理而自己痊愈。这并不是让我们有病扛着不治，而是强调人体自身调节对健康的重要性——人体常常通过自身调节达到阴阳平衡，这样病痛往往就会不药而愈。中医的奥妙也在于此：通过调节人体各项机制，使之达到平衡而实现治病救人的目的。

不过，班固所说的"中医"与我们现在所说的"中医"意思不同。我们现在所说的"中医"是鸦片战争前后才出现的。当时英国东印度公司的西医为了区别中西医学，给中国医学起名"中医"。直到1936年，国民党政府制定了《中医条例》，正式以法律形式将中国医学命名为"中医"。

人们又称中医为"汉医""传统医学""国医"，其实都是一个意思。

那么，中医的主要原理是什么呢？如上面所说，中医的原理和精神可以用两个字来简单概括，就是"中和"。

汉代就有"中医"的说法，这个"中"虽然不是"中和"的意思，但"有病不治，常得中医"这句话却深得中医理论的精髓：人体的阴阳保持中和、平衡，人才不会生病。如果阴阳失衡，那么疾病就来了。所以，中医有"持中守一而医百病"的说法，就是说身体没有阳燥，又不阴虚，一直保持中和之气，就会百病全无。

为实现"中和"这一保持健康的最终目标，中医采用古代精气学说、阴阳学说和五行学说这三大哲学理论，来解释生命的秘密。

中医学中的"精气学说"认为,气是构成人体的基本物质,人就是气聚合在一起而产生的,气散了形体就灭亡了;不光人体,天下万物都是气构成的;正是有了这个气,万物才生生不息,变化不止。

中医学还采用阴阳五行学"说"作为理论基础:人是由气聚合成的,气分阴阳,只有阴阳调和才能保持健康;人有五脏六腑、八脉十三经,脏腑是聚藏气的地方,经脉是疏导气的管道,脏腑的健康情况又通过经脉穴位,乃至发、牙、舌、耳、唇、眉、指甲、皮肤等外表器官表现出来,五脏分别对应五官、五色。中医专家可以通过经脉穴位、五官五色出现的异常来判断疾病情况,并通过多种手段辨证施治,使人体达到阴阳调和而康复。

中医治疗的积极面在于希望可以协助恢复人体的阴阳平衡;而消极面则是希望当必须使用药物来减缓疾病的恶化时,还能兼顾生命与生活的品质。

此外,中医学的最终目标并不止于治病,更进一步是帮助人类达到如同在《黄帝内经》中所提出的四种典范人物,即真人、至人、圣人、贤人的境界。

这就是中医,它不光是一种医学技术,更是一种哲学、一种文化,是中华文明这株万年巨树结出的硕果。

尽管传统的中医学观念与源于欧洲现代科学的西医学并不能完全相容,但是我们应当乐观地看到,中医也好,西医也罢,都是人类文明的成果,两大医学必然会在实践中互相完善,为人类的健康作出更大的贡献。

新版 雅俗文化书系
中医文化

目 录

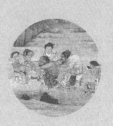

第一章

中医文化溯源

第一节 远绍神农
——中医历史

神农氏是传说中的上古帝王,因为神农氏的部落位于南方,"五行说"认为南方主火德,所以他又被称为炎帝。神农氏继伏羲、女娲之后为天下共主,传说他发明了农耕、礼乐,而且还是医学的创立者。有关神农氏的故事,流传最广的恐怕就是"神农尝百草"了。

神话中说神农氏是牛头人身,民间还传说神农氏生来就长了一副透明的"水晶肚",吃下什么东西,从外面都看得清清楚楚。上古时期,人们还不懂得农耕,仅靠采集野果、草籽、蚌蛤,捕猎鸟兽维持生活,甚至还不会用火。生食瓜果鱼肉很容易生病,有时还会因为误食有毒的食物而中毒,人们生了病也不知道怎样治疗,很多人因此死亡。

神农氏因为这件事而非常担忧,于是下决心尝遍百草,把看到的植物都尝试一遍,看看这些植物在肚子里的变化,判断哪些无毒、哪些有毒,以定药性,来

3

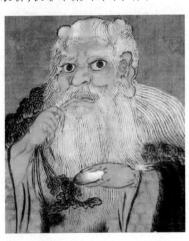
◎ 神农氏像

为人们解除病痛。

著名医书《神农本草经》里还记载道：

神农氏在尝百草的过程中，不止一次中毒。有一天，他中了七十二次毒，幸好这时候他看到一种开着白花的树，就一把将树叶摘下来塞到嘴里。结果他看见这种树叶在他肚子里上下来回，到处流动洗涤，像是在肚子里检查什么，于是他就把这种绿叶称为"查"。以后人们又把"查"写成"茶"，也就是现在所说的茶。

神农氏长年累月地跋山涉水，尝试百草，每天都得中毒几次，全靠茶来解救。不幸的是最后一次，他见到一种开着黄色小花的小草，那花萼一张一合地动着，他很好奇，就把叶子放在嘴里慢慢咀嚼。不一会儿，他就觉得肚子里很难受，赶忙去找茶叶。结果还没来得及吃下去，他的肚肠就一节一节地断开了，原来这次中的是断肠草的毒。

后来，人们为了纪念神农氏对农业和医学作出的贡献，把神农氏和太阳神伏羲、开天辟地造人的女娲一同尊称为上古"三皇"，"神农尝百草"的故事就这样世世代代流传下来，直到今天。

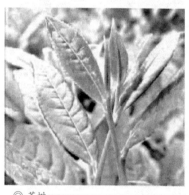
◎ 茶树

其实，"神农尝百草"的故事未必是真实的。早在远古时代，我们的先人在艰难的生存过程中，就已经逐渐掌握了一些缓解和救治病痛的办法：在采集狩猎过程中他们发现某些食物能够减轻和消除某种病证和伤痛，用烧热的砂石熨烫或用尖锐的石器戳刺身体某些部位也可以缓解病痛……日久天长，这些经验被积累下来，就是中医的萌芽。

后人在追溯中医历史的时候，惊诧于中医的神奇，认为是先代的圣贤发明了这种神奇的医术，于是就把中医的发明归到了农业和种植的先驱——神农氏的身上。其实，中医的发明和中药的定性，又岂是一人数年之力就能完成的，其中必然有不计其数的先人为此牺牲，中医的发明是建立在他们的生命和智慧的基础上的。

神农氏，就是这些前辈先人的化身。他不惜牺牲自己、救死扶伤的伟大精神，成为中医行业共同追求的最高职业道德。医生们常说"医者父母心"，意思是说医生对待病人，应当像父母对待子女一样，就是对这种职业精神最生动的形容。

中国是医术最早的发祥地之一，也是医学理论形成最早的国家之一，有文字可考的医学史达五千年之久。从最早的《黄帝内经》问世，中医理论初步成形说起，到"中医"作为一种与"西医"并行的医学体系被世人承认，再到如今中医在世界范围的流行，已有几千年的历史。

中医理论是建立在对实践经验总结的基础上，同时又受到它所处时代文化的影响，并随着实践经验的不断积累而逐渐发展起来的。

夏商西周时期，医学还没有成为独立的门类，在人们的心目中，医学和巫术是一样的。这种观念一直影响了后代很长时间。其实，在中国古代，医生并没有现在这么高的社会地位，他们的地位如同艺人、百工，甚至受到歧视。

尽管如此，当时的卜筮史料中也还是记载了大量的医药卫生的内容。这些材料说明，中医学在当时已经有了雏形。

春秋战国时期，是学术界百家争鸣、百花齐放的时期。宗教的地位不再像以前那么神圣，医学与巫术也开始分离。在当时的人们看来，医学比巫术更科学、更实用，也更有根据。后来，医学终于取代巫术，占据了医疗卫生事业的主导地位。

春秋战国时期也是中医理论萌芽成形的阶段。这时候出现了两部很著名的书，一部是上面提到的托名黄帝的《黄帝内经》，另一部是托名扁鹊的《难经》。这两部书是中医学最早的经典。

这个时候，临床医学的分科已经初见端倪，开始变得越来越专业化。这方面最有名的医生莫过于扁鹊。他精通内、外、妇、儿各科，会使用针灸、按摩等多种方法治病，被人们尊称为"医祖"。

传说扁鹊生了一双能透视人五脏的眼睛，人哪里有病，他一眼就能看到。这只是传说，说明扁鹊医术的高超。其实，中医有望、闻、问、切四种诊断手段，高明的医生能一眼看出人体的病患也不足为奇。

到了秦汉尤其是西汉时期，国家统一，版图空前扩大，交通便利，中原与边疆少数民族地区、中国与外国的交流空前频繁。来自偏邦异域的稀有药材如龙眼、犀角、麝香等源源不断地进入中原，甚至西域的珍贵药材也通过丝绸之路运到中国。中医学尤其是药物学有了很大发展。《神农本草经》就是这时写成的药物学专著。

晋代张华的《博物志》里记载了这样一个故事：

汉武帝的时候，西域国家进

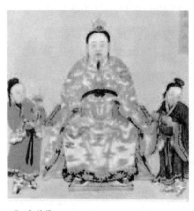

◎ 扁鹊像

贡了四枚异香,这种异香名字叫㿗檀香。由于汉代制度规定香料不满一斤不能进贡,西域使者因此很发愁。

后来他想了个办法——把㿗檀香剖下豆粒大的一块,粘在宫门上点燃。结果长安城方圆四十里内香气弥漫,持续了一个多月才散去。汉武帝听说后很高兴,就破例收下香料,并款待了西域使者。

过了几年,长安城暴发瘟疫。博士官们奏请汉皇取下一块㿗檀香点燃,汉皇批准。结果仅用了一枚香料,长安城方圆四十里内患病的人们就全部痊愈了。

这个故事虽然富有传奇色彩,对㿗檀香的功效有所夸大,但却反映了汉朝时中国与外国在医学上的交流。这对中医的发展是很有积极意义的。

到了东汉,尤其是东汉末年,社会黑暗,各地战乱不断,瘟疫流行。一些有技术、有良知的医生把自己毕生的精力都投入医学事业中,立志解除百姓疾苦。在他们的努力下,以伤寒、杂病和外科为最突出的临床医学达到了前所未有的水平,这是中国医学发展史上的第一次高峰。

这时候,出现了一批以"医圣"张仲景为代表的名医,他们在继承前人的基础上,通过总结自己的临床经验,写出了以被称为"万方之祖"的《伤寒杂病论》为代表医书,为中医学作出了杰出的贡献。

三国两晋南北朝时期,国家分裂,地方割据,战乱频繁,死于战乱疫病的人不计其数。一大批名医应时而生,华佗、董奉、葛洪就是其中的代表,华佗的《青囊书》(已经散失)、葛洪的《肘后备急方》等都是这一时期写成的医学名著。

这时期医学家们的研究,主要针对社会混乱造成的疫病。因此这时期医学在脉学、针灸学、药物方剂、伤科、养生保健等方面取得了一系列成绩,为中医全面发展积累了经验。

战乱带来灾祸的同时,也促进了地区间的交流,此时的医学交流因此有了一定进展。

葛洪,字稚川,号抱朴子,是东晋著名的道教学者、炼丹家和医药学家。因为他道学深湛,又被世人称为"小仙翁"。

与职业医生不同,在葛洪眼里,医学并不是他致力追求的事业,而是修仙学道的辅助手段。因为,如果修道者生了病,自己的道力又无法克服,就只好求医。葛洪认为,如果不通医学,修道者自身性命恐怕难保,又怎么修道呢?

尽管如此,葛洪在医学上还是取得了很大成就。他所研究的对象多是急性病,尤其是急性传染病,如结核病、狂犬病等。特别值得一提的是,葛洪是世界上最早记录天花和恙虫病的人。他还开创了一些针对免疫系统疾病的疗法,现在看来都很有科学依据。

在研究急性病时,葛洪致力于收集和发明一些急救用的药方,这些药方所需的药材一般都很便宜,而且容易寻找。

葛洪还把针灸治疗理论和方法用通俗的方式加以注明,这样,不懂医术的人也能够自己学习治病了。

此外,在炼丹过程中葛洪发现,很多炼丹的化学物质具有治病的功效,这也是他对医药学和化学

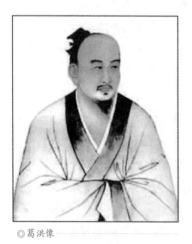

◎葛洪像

8

的一大贡献。

到了隋唐,中国迎来一个盛世,地区之间、国家之间的交流空前加强。医学家们在各自的研究领域获得了更为丰硕的成果,中国医学也在这一时期得到了全面的发展。这是中国医学发展史上第二次高峰,"药王"孙思邈的《千金方》是集唐之前方书之大成的巨著。

隋唐时期,还有一位很著名的医生叫巢元方。他是隋代大业年间的太医博士,医术非常高明。

有一次,开凿京杭运河的大总管麻叔谋患了"风逆症",头晕恶心,全身关节疼痛,不能行动,只能每天卧床。因为他生了病,京杭运河的开凿进度直接受到影响。

隋炀帝派了很多太医给他治病,都没有奏效,最后派巢元方亲自前往诊治。巢元方看了麻叔谋的病后,认为是风邪入侵造成的,病在胸臆之中,便叫他把嫩肥羊蒸熟,掺上药粉同食。麻叔谋依法服后,很快就好了。

巢元方还编写了一部《诸病源候论》,它是我国医学史上第一部系统总结疾病病因、病理、症候的专著,对隋以后医学的发展产生了巨大的影响。其中对于肠吻合术、拔牙、人工流产等外科手术方法的记载,在当时全世界范围都是最先进的。

两宋是中医药学发展的重要时期。宋代政府对医学特别重视,设立"太医局"作为培养中医人才的最高机构。除培养人才外,北宋政府还组织人员编纂方书,设立校正医书局,铸造针灸铜人,改革医学教育,设立惠民局、和剂局、安剂坊、养

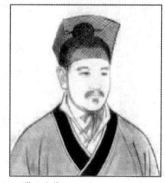

◎巢元方像

济院、福田院等,有力地促进了医学的进步。

说到宋代医学,就不得不提针灸铜人。

北宋的时候,医学已经发展得比较成熟了,但是很多通行的医书存在错讹,当然也包括针灸方面的书。为了改变这种状况,宋仁宗赵祯命医官院的医官王惟一主持考订针灸之术,以纠正错讹。

于是,王惟一穷毕生所学,撰写了《铜人腧穴针灸图经》一书。宋仁宗看后大喜,但还是觉得书籍不够直观,于是又命王惟一主持铸造针灸铜人。王惟一领命后,几经挫折,终于铸成了两个针灸铜人。

针灸铜人用青铜铸造,与真人一般大小,连各种器官和体表所刻穴位经络的比例都一致。铜人可以拆卸,打开外壳后,可以看见腹内铸有五脏六腑。两个铜人铸成后,一个放在翰林医官院保存,另一个存放在大相国寺仁济殿中。

铜人体表的穴位都是镂空的,表面塞有黄蜡,铜人体内储有水。针灸的时候,如果扎对了穴位,就会蜡破水出;如果扎不对,水就流不出来。医官院把它拿来作教学实践和考试之用,这就使教学更为标准化、形象化了。

这两具铜人代表了当时医学的最高成就,被世人看作无价之宝。宋金战争的时候,金国人就曾把索取针灸铜人作为议和的条件,可见它在当时人们心目中的重要地位。

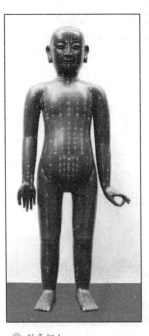

◎ 针灸铜人

　　金元时期是北方少数民族与汉族文化大融合的时期,也是民族医学奋起的一个辉煌时期,各族医学的交融为多源一体化的中国传统医学注入了新的活力。当时的中医学界出现了几大流派,如"寒凉派""攻下派""补土派""养阴派"等,呈现出"百家争鸣"的局面。

　　明代到清代前中期,既是对中国古代中医学进行总结的时期,也是对中医学进行普及、升华与发展革新的时期。这时期出现了李时珍、吴有性、王清任等医学大家,李时珍所著的《本草纲目》、王清任所著的《医林改错》等医书总结了古代中医学的精华,并对古代医书中错误的地方进行了改正。

　　这个时期的中医,在探索传染病病因、人痘接种预防天花、中药学研究等方面,逐渐进入新的层次;中外医学的交流范围已达亚、欧、非许多国家与地区,中学的输出、西学的东渐,使中外医学文化在交流接触中,互惠互益。

　　介绍这一时期的医学,除了李时珍外,还有一个人不得不提,他就是清代的王清任。

　　王清任,又名全任,是清代最富有革新精神的解剖学家。在王清任生活的时代,西医对中国医学已经有了一定影响。在这种背景下,王清任提出了不少与传统医学不同的新观点和新看法。

　　他认为,很多病的产生,都是由于血液流通不畅造成的。身体某一部位血液流通不畅,就会产生淤积。血液的淤积直接影响到周围组织的生理功能,于是疾病就产生了。

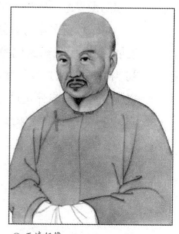

◎ 王清任像

11

王清任对医学的主要贡献在于解剖学方面。他通过解剖尸体和动物实验,纠正了很多前人在人体结构方面的谬误。其中一个便是通过实际解剖发现人的思维中枢是大脑,而在此之前,传统医学认为,人的思维来自心脏。虽然李时珍在《本草纲目》中提出"脑为元神之府"的说法,指出脑是人的思维中枢;但通过解剖来验证这种观点,王清任却是第一人。这在现在看来不算什么,但在当时的医学界却引起了很大震动。

◎ 王清任《医林改错》书影

　　一脉相承、绵延数千年的医药文化及文明,是世界医学史上罕见的。中国古代医学书籍数量之丰、名医人数之多,在同时期的世界范围内也不多见。

　　中国传统医学有着强韧的生命力,它随着时代的前进而发展,与近代医药文化撞击、对抗和融合。自中西医接触之初,中国医学家们就注意从国外先进文化中学习有用的东西,直到今天也从未停止过对中西医结合的探索。这个探索的过程,也是中医自身追求现代化的过程。

第二节 天人相应和阴阳平衡
——中医哲学

"天人合一"，即人体与天地四时相对应，是古代中国人最基本的思维方式，也是中国古代哲学的核心思想之一。中医作为中国文化的有机组成部分，秉承了这种"天人合一"的理念，即《黄帝内经》所说的"人与天地相参""人与天地相应"。

"天人合一"的思想在儒家和道家学说中都有。儒家的"天人合一"是说，"天"是最完美的道德的化身，人的天性中就存在这种完美的道德，而且这种道德是"天"赋予人的，是天生的；道家认为，人与自然——也就是"天"——是一体的，人是自然的一部分。

以《黄帝内经》为例，它是中医学最早的经典著作。虽然它成书年代比较早，但是基本思想已经比较成熟，即"天人相应"，或称"天人合一"。后代的中医学尽管在医疗技术上超越了它，但在基本思想上却是一脉相承。

《黄帝内经》所说的"天人合一"，并不是儒家所说的道德上的一体，而是道家所谓的人与自然本是一体，人本是自然的一部分的意思。

所谓的"天"，包括天体、空气、水、动植物，甚至时间、空间等。简单地说，"天"就是自然。这个"天"又是不断运动和变化着的，有生命的。构成"天"的基本元素就是"气"，自然万物都是"气"的不同化身。

而"人"呢，虽然是万物的灵长，但是和动物、植物、空气、水一样，都是自然界的一部分，都只是"气"的一种化身罢了。人的生命活动同样也遵循着自然界运行的规律。

"气"又分阴阳，人和大自然都是阴阳二气互相作用的产物。自然万物都是自然而然地遵循宇宙规律在运行，而人是有思维的，可以理智地决定自己做什么或不做什么。所以《黄帝内经》又认为，人是万物的灵长，是最高级的动物。

那么，"人"与"天"的"合一"表现在哪些方面呢？首先，人和自然都是由"气"构成的，都是阴阳二气相互作用的结果。其次，人依赖于自然而生存，同时也受到大自然的制约。《黄帝内经》认为，人从天那里获得五气——臊、焦、香、腥、腐，从地那里获得五味——辛、甘、酸、苦、咸，然后产生了人的精、神、气，才有了人的生命。再次，自然界的变化必然会引起人体相应的变化，就像天气能影响人的情绪。最后，人与自然遵循同一运行规律，人和自然都只能遵循这个规律活动，否则就是自取灭亡。

所以，人只有与自然保持和谐，身体才会健康。就像《黄帝内经》里描述的那样：人的气血运行正常了，就会筋骨强壮，皮肤致密；精神活动正常了，五脏才能不受侵害；对环境冷暖适应了，才会经脉通畅，肢体安康。

很多人利用自己的智慧去体悟养生之道，去探寻宇宙、自然界的运行规律，并能克制欲望，按自然规律行动，做到"天人相应"。那么，人体内的阴阳之气就会平衡，五脏六腑气血运行就会有序，就能健康长寿。

然而，一些人有了过多的"智慧"，过多的欲望也就相应地来了。欲望多而又不懂得理性地克制,人就会利欲熏心,违背对自然规律的认识和遵循,逆自然规律而动。人体内的阴阳之气就会失衡,气血运行也会紊乱,各种疾病自然也就来了。

有些人可能不理解,认为上述说法是唯心主义,神秘主义,其实不然。下面,我们就举个例子来说明"天人合一"的科学性。

有一种叫肠伤寒病的传染病,它是由伤寒杆菌感染后导致的。这种病的症状是:得病的第一周,病人会持续高烧,而且体温会一天天升高,所以又叫阶梯热;很多人到第三周结束的时候出现肠出血,然后死亡。这种病在20世纪三四十年代是很常见的,由于当时医疗条件所限,死于这种病的人不在少数。

新中国成立初期,被称作"北京四大名医"之一的汪逢春,治疗肠伤寒病特别有名。一次,几个得了肠伤寒病的患者来找汪先生治病。汪先生开完药后告诉他们,饮食上一定要忌口,不许吃任何有纤维素的东西,尤其是绝对不能吃鸡鸭鱼肉蛋,只许喝稀粥。若能遵医嘱,到了某月某日就能退烧,病就能好。

当时在场的人都半信半疑,汪先生却胸有成竹。结果到了预期时间,病人都痊愈了。不仅如此,凡经汪先生诊治过的肠伤寒症患者无一死亡。汪先生正是根据张仲景《伤寒论》中关于七日节律的理论来预测病期的。

《伤寒论》中说:"太阳病,头痛至七日以上而自愈者,以行其经尽故也。"

意思是说一个得了感冒的人,如果没有去治疗,到第七天的时候,自动就

15

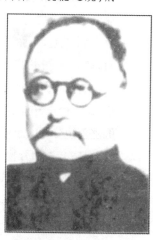

◎ 汪逢春

会痊愈,因为病期结束了。当然,这是说单纯感冒而没有并发症的情况。

《伤寒论》对单纯感冒的病期预测,甚至准确到了时辰:"太阳病,欲解时,从巳至未上。"

"从巳至未上"就是从上午九点到下午三点,这段时间是汗出热退的最佳时段,感冒往往就在这个时段痊愈。

而且,七日节律不是人类独有的,它在很多动物身上都存在,比如:鸡蛋的孵化周期是二十一天,猫的怀胎时间是六十三天,老虎的怀胎周期是一百零五天,而人的怀胎时间是二百八十天。

中医认为,人的生理时间节律,与自然界日月星辰运动的周期是密切相关的。月球的存在及其运行,对地球上万物的影响是不可忽视的,七日节律的奥秘就跟月球有密切关系。

月球绕地球公转一周的周期是二十八天。这二十八天中,月球对地球万物包括人类的影响程度是不同的。月球的运行表现为月象,即上弦、下弦、望、朔。上弦月是每月农历初七,下弦月是每月农历二十二、二十三,朔月即黑月,是农历初一的月象,望月即满月,是农历十五的月象。

这四种月象把月球的公转周期二十八天,平均分成了四份,每一份正好是七天。受这四种月象影响,连江河湖海潮水的涨落也分为大小消涨四个周期,何况是人呢?

其实,人和万物不仅有七日节律,还有四季节律和年节律。以四季节律为例,中医所讲的脉象,春天以弦为主,夏天以洪为主,秋天脉象毛浮,冬天脉象沉实。从脉象上看,它随四季变化而呈现出不同的特点,这就叫四季节律。

这就是人的生理和病理周期存在昼、夜、日、月、四季,乃至年节律的原因所在。归根结底一句话,人的生命活动周期受到地球及日月星辰的运动周期的影响。不仅如此,中医学还认为,人的身体就是一个小宇宙。宇宙中有什么,人的身体中就相应地有什么:天有阴阳,人有脏腑;天有四季,人有四肢;天有五行,人有五脏;地有江河,人有经络,等等。

第三节 同病异治和异病同治
——辨证论治

"辨证论治"也叫"辨证施治",是一个富有中医学特色的专业术语。"辨证论治"中的"辨证",不同于哲学中的"辨证",但有共通之处。

"辨证论治",就是按照中医理论,运用望、闻、问、切等诊断方法获得病患信息,并根据这些信息,结合病人的生理特点以及气候、地理环境、患者生活习惯等因素进行综合分析,辨别不同的症候并研究其致病原因,然后确定恰当的治疗方法的思维过程。

我们来看一个著名的例子:

三国的时候,府吏倪寻和李延去找华佗看病,两人的病情完全一样,都是头痛发热。华佗给二人诊断后,说:"倪寻应当用下泻的方法治,李延应当用发汗的方法治。"

有人不解,就去责难华佗。华佗说:"倪寻外实,邪病之气滞留体内,就好比山间积水,需要用下泻的方法来疏导;李延内实,内实就容易湿火上冲,就好像地气郁结,需要用发汗的办法来发散。"说完就分别给二人开了方子,结果两人第二天就全好了。

这就是"辨证论治"。"辨证论治"的原则很早就为医者所遵循,但是形成一套系统完整的临床方法,却是在张仲景之后的事了。东汉名医张仲景根据自己积累的丰富经验,对"辨证论治"的方法进行了科学的总结,并记载在了《伤寒杂病论》中。至此,"辨证论治"才形成了比较完善的体系。

说起张仲景的"辨证论治",还有一个故事:

有一次,两个病人来找张仲景看病,都说头痛发烧。经过仔细询问才知道,原来两人都是因为淋了一场大雨。张仲景经过仔细诊断,认为两人得的都是感冒,于是就给他们开了两服剂量相同的麻黄汤,用来发汗解热。

哪知第二天,其中一个病人的家属慌慌张张地跑来找张仲景,说病人服了药之后,确实出了一身大汗,病得却比前一天更厉害了。张仲景听后大惑不解,以为自己诊断错了。就急忙跑到另一个病人家里探望病情,结果发现这个病人已经好了一大半。

张仲景觉得很奇怪,为什么同样的病因,同样的症状,服相同的药,效果却截然相反呢?苦苦思索之后,他突然想起在给第一个病人号脉的时候,发现其脉搏较虚弱,手腕上有汗,而第二个病人脉搏却比较有力,手腕上没汗。这一点当时被他忽略了。

病人本来体质就较虚弱,再服下发汗的药发散,不就更加虚弱了吗?这样当然治不好病,病情加重也是理所当然的。于是他立即改变治疗方法,给病人重新开方抓药。不久病人就痊愈了。

经历了这件事后，张仲景对以往的治疗方法作了深刻的反省：同样是感冒，表证不同，说明病情有异，用同样的治疗方法当然就行不通了。之后，他认识到，治疗方法是死的，病情却是千变万化的，这就需要医生根据实际情况来治疗，而不能墨守成规。

在系统总结了"辨证论治"之后，张仲景的医术大大提高。不仅如此，此后的医生看病也有了系统的科学方法的指导，而不再仅仅依靠经验看病，治起病来效果更好了。

"辨证论治"是中医认识疾病和治疗疾病的基本原则，是中医学对疾病的一种特殊的研究和处理方法，不仅如此，它还包括中医理论在疾病预防中的应用。"辨证论治"实际上包括了"辨证"和"论治"两个过程。

"辨证"就是辨析"证"，也就是认识"证"的过程。

"证"是对机体在疾病发展过程中某一阶段病理反应的概括，包括病变的部位、原因、性质以及邪正关系，"证"反映的是这一阶段病理变化的本质。

因而，"证"不同于"症状"，它有着比症状更丰富的内涵，也能够更全面、更准确地揭示疾病的本质。

"论治"又称"施治"，就是根据"辨证"的结果，确定相应的治疗方法。

"辨证"和"论治"是诊治疾病过程中相互联系、不可分割的有机部分。如果说"辨证"是决定治疗的前提和依据，那么"论治"则是在"辨证"的基础上厘定的治疗手段和方法。"辨证"是"论治"的基础，而通过"论治"的效果可以检验"辨证"的正确与否。

中医临床认识和治疗疾病，既辨病又辨证，但主要不是着眼于"病"的异同，而是将重点放在"证"的区别上，通过辨证而进一步认识疾病。例如,感冒是一种疾病,临床可见恶寒、发热等症状,但由于引发疾病的原因和机体反应有所不同,又表现为风寒感冒、风热感冒等不同的"证"。只有辨清这个"证",才能正确地选择治疗方法。

西医里有一种说法叫"辨病论治",很多人把这个"辨病论治"与中医的"辨证论治"混为一谈。其实这是错误的,"辨证证治"与"辨病论治"是不同的思维过程,而且前者在内涵上也要广泛得多。

这首先得从中西医对病源的不同认识说起:西医认为一种疾病通常只有一个病源,而且这个病源存在于整个疾病过程而不变化,治疗起来只需要针对病源下手就行了;中医则不然,中医认为一种病在不同的发展阶段有不同的病因,病因变化了,诊治方法就要相应地变化,而且原先的诊断就无效了。

因此,西医的"论治",治的是"病";而中医"论治",治的是"证"。辨不出"证"来,当然也就无从施治。

那么,是不是说中医就不懂辨"病"呢? 当然不是。中医的辨"证"中也暗含着辨"病"。比如,中医中也有治疟疾等传染性疾病的特效药,尽管这些药本身并没有杀菌抗微生物的作用,在"辨证论治"后,却仍然可以把病治好。

前面说过,中医认为同一疾病在不同的发展阶段,可以呈现出不同的"证";而不同的疾病在其发展过程中,又可能出现同样的"证"。因此在治疗疾病时,就应该针对不同情况,分别采取"同病异治"或"异病同治"的办法。

"同病异治",就是针对同一疾病在不同阶段出现的不同的"证",采用不同的治法。以麻疹的治疗为例:初期疹未出透时,应当用发表透疹的方法治疗;中期通常肺热明显,治疗时则须清解肺热;后期多有余热未尽,往往因此伤及肺阴、胃阴,此时的治疗则应以养阴清热为主。

"异病同治",是由于不同的疾病在发展过程中可能会出现性质相同的"证",因而可以采用同样的方法来治疗。比如,心律失常与闭经是两种完全不同的疾病,但两种病均可能导致血瘀,因此治疗时都可以用血府逐瘀汤进行活血化瘀。

在临床上,医生常用的"辨证"方法有八纲辨证、气血津液辨证、脏腑辨证、六经辨证、卫气营血辨证、三焦辨证、经络辨证等。

八纲辨证。这是中医中最基本的辨证方法。所谓八纲,是辨证的总纲,包括阴、阳、表、里、寒、热、虚、实八个方面,具体辨证起来还需要借助四诊等诊断方法。通过对四诊所掌握的各种病患信息进行综合分析,辨别病变的部位、性质、类别等情况,从而归纳疾病属于八纲中的哪种。

气血津液辨证。气血津液是脏腑正常生理活动的产物,受脏腑支配,同时它们又是人体生命活动的物质基础。气血津液发生病变,不仅会影响脏腑的功能,也会影响人体的生命活动;反之,脏腑发生病变,必然也会影响气血津液的变化。气血津液辨证可分为气病辨证、血病辨证和津液病辨证三种。

脏腑辨证。这是临床最常用的辨证方法,就是结合八纲、气血津液辨证等其他辨证方法,对疾病的症状、体征及有关的病情资料进行分析归纳,从而确定病变的脏腑部位、性质等,并据此做出正确的治疗方案。

这种方法主要用于内伤杂病,也是其他各科辨证的基础。以心为例,当我们见到心慌、胸闷气短、面色淡白,脉虚或结带,基本断定这是心的一组证候,如果是心气虚,则还有神疲乏力、活动后症状加重;如果是心阳虚,还有畏寒肢冷、舌淡胖等症状;心血虚则加上失眠多梦、头晕眼花、面色萎黄……但是脏腑辨证不是简单的叠加,要四诊参合才能作出正确的判断。

脏腑之"证"大致可以分为单独脏病、单独腑病、脏腑兼病等几类。单独脏病和单独腑病很好理解,就是心肝脾肺肾五脏或是小肠、胆、胃、大肠、膀胱、三焦等六腑中某一脏腑器官的"证";脏腑兼病就是同时出现两个脏腑的症状。这样,通过脏腑辨证,各种独立的症状就被联系起来,有利于诊断病证,并对症施治。

六经辨证。 六经辨证的方法是张仲景在《素问·热论》的基础上,结合外感病的临床特点总结出来的,是中医临床辨证之首创,为后世种种辨证方法的形成奠定了基础。

六经辨证,将外感病发生、发展过程中所表现的各种不同证候等因素,按疾病的不同性质分为三阳病证和三阴病证六个证型,实际上是以阴阳为纲,三阳指太阳病证、阳明病证、少阳病证,三阴指太阴病证、厥阴病证、少阴病证。

一般来说,凡是抗病力强、病势亢盛的是病证多是三阳病证;反之,抗病力衰减、病势虚弱的多为三阴病证。

卫气营血辨证。 它是六经辨证的发展,也是针对外感热病常用的一种辨证方法,卫、气、营、血分别代表病证的四个不同层次阶段,用于说明某些温热病发展过程中的病情轻重、病变部位、各阶段病理变化及疾病变化的规律等的情况。

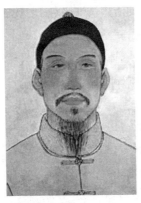

◎ 吴鞠通像

这就是中医常说的"卫之后方言气,营之后方言血"的道理。温热病的发展,一般是按从"卫"到"气",从"气"到"营",从"营"到"血"这四个阶段转变的。病在卫分或气分则说明病较浅、较轻,病在营分或血分则说明病较深、较重。

温热病是中医术语之一,是感染性热性病的统称。温热病的发病特点是起病急、发展快、变化多等,常见的温热病有感冒、肺炎等。对这类温热病,中医多用卫气营血辨证的方法来辨证论治。

三焦辨证。这是依据《黄帝内经》关于三焦所属部位的概念,在《伤寒论》及卫气营血辨证的基础上,结合温病传变规律的特点而总结出来的,着重考察三焦所属脏腑在温病过程中的病理变化、证候特点及其传变规律。

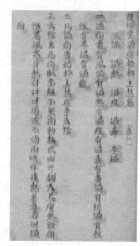

三焦辨证的方法创自清代医学家吴鞠通。吴鞠通早年攻习儒学,并不通医术。十九岁的时候,他的父亲因病去世。他心中悲愤,深以不能为父亲治病尽孝为恨,于是弃儒学医。经过数年发奋,终于成为温病大家。

◎ 吴鞠通的《温病条辨》书影（部分）

他所著的《温病条辨》五卷,代表了温病方面的最高成就,书中记载的三焦辨证的理论和方法,为后人所传习。

第四节 御医、名医和郎中
——行医方式

原始时期,并没有像现在这样专业的医生,医术和巫术也是不分家的。一般认为,人之所以生病,是因为对鬼神不敬,或者是做了什么伤天害理的事,所以神鬼们才用令其身患疾病的方式惩罚他。

而巫觋(xí)的职责就是沟通人类社会和天神鬼怪的世界,他们通过祈禳的方式,用美酒美食款待贿赂天神鬼怪,祈求原谅和宽恕,以此解除患者的病痛。医术,也是治病的一种方法,但还只是作辅助巫术治病之用,所以在最早的时候,医生和巫觋是一个职业。

到文明时期,人们开始运用药物、针灸乃至按摩、饮食等方法来诊治疾病,医生开始从巫觋中分离出来,成为专门的职业。

殷商时期,负责宫廷医药的医官叫"疾小臣",这可以说是最早的御医了。"小臣"说明医生的地位不高,远比不上巫觋。不管是王还是普通百姓,得了病,主要还是依靠巫术。

周代,医生的独立性增强,地位也逐渐提高。这从周代的职官设置上可以看出,巫、医开始各司其职,互不干涉。巫师专门掌管占卜、祭祀、驱邪,医师则负责发布医学方面的政令、采集药物,以及救治伤病患者。医生与巫觋在职责上的明确分工,在医学发展史上是具有里程碑意义的。

周代医学也开始有了初步的分科,并制定了明确的责任分工。如医师负责拟定和发布医学方面的政令、采集药材,食医负责王公大臣们的饮食调配,疾医负责给周王、百官乃至万民百姓看病,疡医负责治疗各种外伤和肿瘤,兽医负责给各种牲畜治病。医师为"行政主管",食医为"营养师",疾医为"内科医生",疡医为"外科医生",兽医跟今天的兽医职责差不多。

御医

在中国古代社会,各朝代都有专门的机构,负责王室、皇族的健康,一般称为太医院,其中的医生被称为"御医"或"太医"。但太医院里并不都是御医,如清代太医院人员分四个级别:御医、吏目、医士、医生,其中,御医、吏目、医士这三等人拥有独立看病的权力,医生是"医学生员"的意思,只是前三类人的助手和学生,并没有独立看病的权力。

御医专门服务于皇帝及其宫中家眷,有时候,皇帝也会命御医为自己的重臣或近臣做短期治疗或者永久保健。

晚清有一个叫傅振邦的官员,官居一品经略督臣。当时边疆战火不断,战事吃紧。傅振邦常常被诏出征,而且每战必胜,屡屡救国家于危难之中。后来他在前线督战,腕部受了重伤,但他坚持不下火线,终于大获全胜。皇帝听说后十分感动,便赐给他几名御医,专门负责给他疗伤;后来还另赐了几名御厨,与御医一同,负责他的治疗和保健。

据任锡庚的《太医院志》记载,一名医生要想进入太医院,必须先通过考试成为学员。要获得考试资格,必须有一个六品以上的官员推荐。考试全部为面试,由太医院资深太医当面出题。由于名额有限,即使被录取,也要等到上一批学员毕业之后才能入院。入太医院后,要读三年书,每年考核两次,考核通不过者留级。三年考核都合格的,再参加礼部的考试,通过之后,才能成为太医院的医生。医生做得久了,遇到院士名额有空缺,就可以会考补缺。这通常需要六年时间。成为院士后,就有机会参加新的考核,从而晋升为御医。也就是说,从进入太医院,到成为御医,至少需要十年的努力。

御医虽然有着很高的地位和声誉,但所谓"伴君如伴虎",很多时候,皇帝既离不开他们,又会防着他们。御医处境颇为尴尬。

相传慈禧太后得了病,命一名姓陈的御医为她诊治。但是慈禧疑心甚重,老担心有人谋害她;而且当时有制度规定,太后凤颜即便御医也不能见,更不用说询问病情了。于是看病只能靠牵线切脉。所谓牵线切脉,就是把一根细线系到患者手腕上,医生通过用手感觉细线的颤动来给病人诊治,这是封建宫廷里才有的古怪规矩。

陈御医无法可施,只好叫宫女将一根丝线的一端拴在太后的手腕上,隔着帷帐手搭细线给太后切脉。后来陈御医开了个药方,慈禧连服几剂,居然药到病除。慈禧大喜,亲书一块"妙手回春"匾额赐给陈御医。

后来人们才弄清楚,原来牵线切脉是假,事先买通宫女太监才是真。陈御医事先用重金贿赂太监宫女,向他们询问太后病情,得知太后是因三天前贪食田螺肉而引起消化不良。然后开了服消食的方子,慈禧的病便痊愈了。但不是每位御医都像陈御医那么幸运,一旦失手,且不说十年之功废于一旦,轻则丢官下狱,重则性命不保。

在御医中还有一种人叫"钦点御医",他们不在太医院供职,而是散布在朝野。由于医术高明,名头响亮,皇室经常会请他们进宫治病,他们通常是皇帝钦点的,所以叫"钦点御医"。"钦点御医"攻克的通常都是连正规御医都无法攻克的疑难杂症,所以许多医案都成了后人传颂的佳话。

大夫和郎中

医生还有一个名字,叫做"郎中"。郎中本是官名,即帝王侍从的通称。这个官职最早在战国时期就有了,到秦汉时期确立下来。宋以前,一般根据医家的专长,称呼其为食医、疾医、金疮医等。郎中作为医生的称呼始自宋代。

一般来说，南方称医生为郎中，北方称医生为大夫。大夫也是官职名称，职位次于卿士。古音"大"读为"dài"，"大"读为"dà"是后来的事，人们为了区别医生和大夫这个官职，所以用两个不同的读音来读。

后世一般称设馆医病的医生为大夫，称走街串巷的医生为郎中。走方郎中宋前已有，宋元时盛行，《夷坚丙志·韩太尉》载：

"迁御医王继先诊之，曰：'疾不可为也，时气息已绝。'适草泽医过门，针其四体至再三，鼻息拂拂，微能呻吟。"

再有就是"坐堂医"，指在药店中为患者看病的中医大夫。"坐堂医"源于汉代。相传汉代名医张仲景做长沙太守的时候，每月的初一和十五坐堂行医，并且分文不收。为了纪念他崇高的医德和高超的医术，后代的许多中药店都冠以某某堂之名，并把坐在药铺里看病的医师称为"坐堂医"，这种叫法一直沿用至今。

有时行医还有一些特殊的标志，比如明清安庆一带的郎中，常以一种被称为"虎撑"的圆形铁环作为标志。相传，这个习俗与唐代孙思邈的传说有关。

一次，孙思邈进山采药，忽见一只猛虎，面对自己而跪，大口张开，发出痛苦的呻吟。孙思邈定下心来，只见老虎喉中卡着一根长骨，这是在求自己医治。孙思邈担心自己取出这根骨头时，老虎会下意识地闭上虎口，不可避免会咬伤自己的手。于是，孙思邈连忙下山，请铁匠打了一只铁环，撑住虎口，再从铁环中伸手将骨头取出。后世郎中为表达对孙思邈的敬意，期待自己也有孙思邈那样的医术，于是也手执铁环，久而久之这就成了行医的标志。

不过，郎中在经过药店门口时，是不能摇动虎撑的，因为一般药店里都供有孙思邈的牌位,当店摇动虎撑就意味着炫耀自己的医术,有欺师篾祖之嫌,药店的人会没收郎中的虎撑和药篮,郎中还必须向孙思邈的牌位进香赔礼。

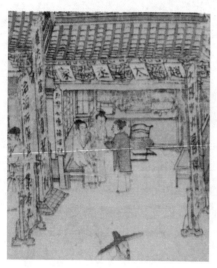

◎《清明上河图》中的"赵太丞家"

大夫和郎中,除了行业标志外,还有一些独家标记,可起到广告的作用。如《清明上河图》中所绘"赵太丞家",门前就竖起多道条幅,上书各类药丸名称。

宋代文献中记载了多处以单方名称或效验自称的医家,如汴京城中售疝气药的李家以木牛作招牌;饶州售风药的高家刻画一力士执叉钩牵一黑漆木猪为招牌;南宋临安的严家,因治愈宋孝宗痢疾,被授防御官职,赐金杵臼,于是严家竖起"金杵臼严防御"的市招,名声大振。凡此等等,不一而足。

元代熊梦祥《析津志》载,"市中医小儿者,门首以木刻板作小儿,儿在中若方相模样为标榜";"又有稳婆收生家,门首以大红纸糊篾筐大鞋一双为记";高家眼药铺所绘药品"眼药酸"的商标:"一头戴皂色高冠,身穿橙色大袖长袍者,此人身前身后挂有成串的眼睛球,冠两侧亦各嵌一眼睛球,所戴冠前尚挑一个眼睛球,身挎一长方形袋囊,上面也绘一大眼睛球。"

宋元行医卖药的招牌行为,在后世更加普遍。甚至游走江湖的郎中,也一手持铃,一手持招幌,在民间流动行医。因为郎中往往靠吆喝招徕病人,所以又被称为"卖嘴郎中"。

医院和药铺

朝廷很早就设有太医院,社会上专门的行医场所的出现则是一个逐渐发展的过程。

早期民间行医方式以游方为主,没有正式的常设医疗机构,但医院的雏形还是渐渐出现了。据史书所载,汉元始二年(公元 2 年),黄河流域因旱灾而致瘟疫暴发,汉平帝始设立临时处所,聚集医生和药物为百姓治病。这可以被看作是较早的临时时疫医院。

汉延熹五年(162 年),中郎将皇甫规率军在甘肃陇坻一带作战,由于军队中疫病流行,死亡甚众。皇甫规便利用民房,集中收治病人,这种医疗机构当时称"庵庐"。

北魏孝文帝曾于太和年间在洛阳设立"别坊",遣医生四名,专门免费医治贫穷病人。

这种官方设置的医疗场所,此后各朝都有设置,名称不尽相同,比如,在唐朝叫"病坊",通常设置在各地的寺庙里,由僧人主持。后因朝廷毁销庙宇,经李德裕等人倡议,改为乡里绅士主持,使得病坊制度得以保留。

公元 1063 年,宋仁宗曾在宝胜、寿圣两座庙宇的基础上,各添修五十栋房屋,成立两个医院,每个医院可收治病人三百人,规模较以前有所扩大。

元祐四年(1089 年),苏东坡出知杭州时,"*以私帑金五十两助官缗*",也就是把自己捐的钱和官府经费合起来,办了一所"安乐坊",三年间救治了上千病人。各州县仿之设立"安济坊",宋人陈耆卿《安养院记》载:"*安养院在州(苏州)钤厅后,旧名医院,宝庆中改今名。*"

这是历史上关于"医院"的最早记录。宋代官办医院制度化较为明显，而且规模渐大，医生和设备皆充足，并有各类辅助人员，而且还开始设立门诊部，初叫"卖药所"，后来改名"和剂局"，便利普通百姓治病。

宋代私人经营的医馆和药店也很发达。在张择端的《清明上河图》中，我们看到了"赵太丞家"和"杨家应症"等牌匾。宋代孟元老《东京梦华录》也有记载：

"马行北去，乃小货行，时楼大骨传药铺，直抵正系旧封丘门，两行金紫医官药铺，如杜金钩家、曹家、独胜元、山水李家，口齿咽喉药；石鱼儿、班防御、银孩儿、柏郎中家，医小儿；大鞋任家，产科。"

这里所记载的是各类医馆或药铺，而且能看出分科较为细致，诸如内外科、小儿科、产科、五官科等皆有。

宋代以后，各类医事制度都得到继承和发展。

明朝时，各县均成立一所官办"惠民药局"，全国多地都设立药物集市，每年春天开市，其中以河北茂州、祁州最为有名。

明清民间药店的规模较前代更大，如明朝中叶建立的鹤西年堂，就十分有名。清初乐姓所创同仁堂，除了供应百姓各类药物外，还包揽朝廷内府用药，并因此享有很多特权，分店遍布全国，至今仍在经营。

明清时期民间还多兴药王庙。所谓药王，有多种说法。《古今图书集成·医部全录》卷五二七载："韦讯道，号慈藏，善医术，常带黑犬随行，施药济人，世仰为药王。"

民间多地以扁鹊、孙思邈为药王，还有些药王庙里供奉着伏羲、神农、黄帝以及历代名医。总之，药王庙反映了民间对医德高尚、医术高明的医家的尊崇。《帝京岁时纪胜》载北京药王庙云：

"著名者四，一在东直门内，曰东药王庙；一在地安门外步量桥，曰西药王庙；一在安定门之西，曰北药王庙；一在天坛之北，曰南药王庙。岁之四月中旬至二十八日，为药王圣诞，香火极盛。"

名医

中国历史上，大多数著名的医家都是从民间成长起来的。民间医生开设诊所、药店，以悬壶济世为职业，他们中有人医术高明，热心救人，在社会上享有很高的声誉，被称为名医。

名医大多数是区域性的，并且通常精通一科或数科，成为某方面的名家。比如，清代有中医温病四大家：叶天士、吴鞠通、薛雪、王士雄。其中，叶天士的医术最为精湛。

叶天士是江苏吴县人，医术为父亲所传，后又不远千里，遍访名医，遂成大家。成名后，他曾判断一位患者无法救治，但这位病人却被一位宝山寺的老和尚治好了。叶天士得知此事后，便隐姓埋名，往宝山寺做学徒，在挑水担柴之余，钻研老和尚的医术。几年后，老和尚认为这个"杂役"已经尽得自己所学，就劝他下山独立行医，并夸赞他的水平已经超过了江南名医叶天士。叶天士这才伏地叩首，说明原委。

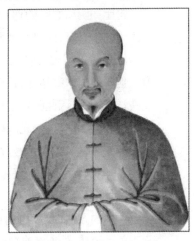

◎ 叶天士像

叶天士与薛雪皆以治疗温

病闻名，但起初二人因医学观点上不同，颇有嫌隙。一次，叶天士的母亲高热大汗，面赤口渴，脉象洪大，服了叶天士的药方，却总不见效。叶天士欲用药力更强的白虎汤治疗，又担心母亲年事已高受不了。薛雪闻知此事后，说："老人家此病，本该用白虎，药下对了，自然不会伤人，为什么要犹豫呢？"叶天士这才有了信心，用了白虎汤，他母亲果然就痊愈了。于是，他亲自前往薛雪家中，作揖致谢，虚心请教，二人尽弃前嫌，成为好友。

叶天士所著《温热论》，是温病学派的开山之作。他认为："温邪上受，首先犯肺，逆传心包。"当代一些医学家认为，现代医学常见的由肺炎导致心肌受累的现象，可以证明叶天士温病理论的科学性。

《温热论》将"伤寒"与"温病"两大学说以辨证方法区分开来。叶天士特别强调南方"湿邪"的气候对人的伤害，并将其看作是温病学的重要特征，这导致了后代中医界北方重伤寒、南方重温病的现象。

再比如明清之际的傅青主，是以妇科闻名的医学家。他出生于医学世家，因目睹战乱年间疫病流行，百姓死亡无数，决计潜心钻研医理，遂广泛求学于各地医家和道士，搜集药方。他不但医术高超，而且重视医德。他对待穷人非常热心，免费送医送药，因此医名远扬四方。

傅青主著述甚多，尤以《傅青主女科》最为知名。这是一部妇科专著，全书对各种妇科病证，都有精深的研究，分带下、血崩、鬼胎、调经、种子、妊娠、小产、难产、正产、产后等名目，每一名目下分为不同情况，先逐一做病因辨析，然后开列方药。书中的方剂，大多由他自己创制。全书中以肝、肾、脾的相互关系论病，处方多有效验，所以深受后世医家推崇。傅青主不仅长于妇科,对其他医学门类也有很深的造诣,时人对其以"医圣"相称。

傅青主集文学家、书画家、医学家于一身,可称大儒。他的书法风格遒劲,气势磅礴,山水画*"丘壑磊落,以骨胜"*,曾自称*"吾书不如吾画,吾画不如吾医"*,这其实并不是就水平而论,只是显示他对医道的偏重。

傅青主同时也是个有气节的儒者。康熙曾点名让他参加

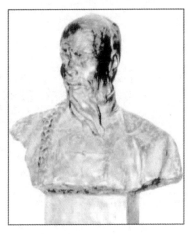

◎ 傅青主塑像

博学鸿儒科试,他坚持明朝遗老的身份,不愿出仕,躲进悬瓮山悬壶济世。

其实,古代很多名医都有广博的学问。因医书属于经、史、子、集中的子部,古人往往以博览群书为乐,因此医家通经史,或文人通医术者,并不少见,且有"是为大儒乃大医"之说,如苏轼就撰有《医药杂说》传世。

再如中医"滋阴派"的一代宗师朱丹溪,他原师从著名理学家许谦,已成为当地名儒,却从四十岁起弃儒从医,最终成为著名医学家。传说他曾连缀药名作成了一篇爱情文章:

"牡丹亭边,常山红娘子;貌若天仙,巧遇牵牛郎于芍药亭畔,就牡丹花下一见钟情,托金银花牵线,白头翁为媒,路路通顺,择八月兰开日成婚,设芙蓉帐;结并蒂莲,合欢之久,成大腹皮矣,生大力子,有远志,持大戟,平木贼,诛草蔻,破刘寄奴,有十大功劳,当归期,封大将军之职。"

此文提到了二十二味中药,极为有趣。据说,汤显祖创作

《牡丹亭》即受此文启发。

第五节 绵绵不绝的岐黄学说
——中医名著

中医博大精深,有数百种医学名著流传至今。而这中间,又以《黄帝内经》《神农本草经》《难经》《伤寒杂病论》《脉经》《千金方》和《本草纲目》等最为著名。

《黄帝内经》作者托名中华民族的祖先黄帝,实际上并非一人一时之作。其成书大概在战国时期,也有说是秦汉时期,它是我国医学宝藏中现存的成书最早的一部典籍。

《黄帝内经》也简称《内经》,分为"素问"和"灵枢"两大部分。"素问"偏重于人体生理、病理、疾病治疗原则和原理,以及人与自然等基本理论的阐述;"灵枢"偏重于人体解剖、脏腑经络、腧(shù)穴针灸等医疗技术的介绍。

《内经》只收录了十三个药方,主要内容涉及生理学、病理学、诊断学、药物学和治疗原则等方面。其建立的"阴阳五行学说""脉象学说""经络学说""藏象学说""病因学说""病机学

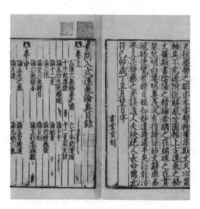

◎《黄帝内经》(内页局部)

说""养生学""运气学"等学说理论,在我国医学史上都属首创。

《内经》的基本思想,集中表现在如下几个概念中。

阴阳。《内经》认为,阴阳二气的消长变化促成了人的生命活动,只有阴阳二气充实了、结合得致密了,人才会身体健康,就如同披上了保护甲一般;如果阴阳二气失调了,就如同四季紊乱,人体的保护甲就会散裂,疾病就得以侵入了。

变易。《内经》认为,整个自然界都处于无休无止的运动之中,永不停息地运动是自然界的基本规律,运动存在于万事万物之中。人的生命也是一样,人的气血按照十二时辰,周而复始地运行于人的经络之中,就如同植物的春生夏长秋收冬藏。

时。《内经》认为,人的生命存在一定的节律,如前面提到的七日节律;不仅如此,人的脏腑功能和气血运行也随着四季更替而变化。因此,人的抵抗力白天强、夜晚弱,春夏季节强、秋冬季节弱;疾病也就相应地白天减轻、夜晚加重,春秋季节好转、秋冬季节加重。所以《内经》主张,治病要把握好节律周期,不能错失良机,这样才能事半功倍。

位。《内经》认为,金、木、水、火、土五行和风、寒、暑、湿、燥、火六气互相作用会对病候产生的影响。也就是说,五行六气各有其方位,如果方位乱了,就容易引起气候的反常和人体的病变。

中和。《内经》认为,"中和"是自然万物和人体的正常状态。自然界失去了"和",运行就会紊乱;人体失去了"和",就会出现疾病。治疗的过程就是调和阴阳二气,使之达到"和"的境界的过程。"中和"的境界是中医追求的最高境界。

《内经》的崇高地位和重要价值不仅在于继往——对之

前中国医学的总结,更在于开来——中国古代最著名的医生如张仲景、华佗、孙思邈、李时珍等,都受到过它的影响和熏陶。

继《黄帝内经》之后,第二部影响力很大的著作是《伤寒杂病论》。

《伤寒杂病论》的作者是东汉的名医张仲景。东汉末年,战乱频繁,各地瘟疫不断,其中伤寒病是当时危害最大的传染病之一,张仲景的宗族里有很多人都死于伤寒。看到这种惨状,张仲景痛下决心要改变这种现实,于是就拜同族的张伯祖为师学习医术。

数年后,张仲景尽得张伯祖真传,他的医术甚至远远超过了老师,尤其在伤寒病的诊治方面他有着独到的见解。在此基础上,他撰写了长达十六卷的《伤寒杂病论》。这部书写成于公元 200 到 210 年间。

到了西晋,太医令王叔和一次查阅医书的时候,偶然发现了《伤寒杂病论》的残本,被这部奇书所打动。于是他就利用职务之便,到处搜集《伤寒杂病论》的抄本。功夫不负有心人,这部书的伤寒部分被找齐,由王叔和定名为《伤寒论》。之后,这部《伤寒论》就在世间流传开了。东晋的陶弘景称赞它为"万方之祖"。

到了宋仁宗时候,有个叫王洙的翰林学士在翰林院书库里发现了一批虫蛀的竹简,名叫《金匮玉函要略方论》,对照之下发现它也出自张仲景的手笔。后来太医局

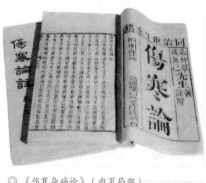

◎ 《伤寒杂病论》(内页局部)

的医官们在整理这部书的时候,把《伤寒论》和《金匮玉函要略方论》两部书结合起来,更名为《金匮要略》刊印。这部《金匮要略》就是现在我们所看到的《伤寒杂病论》。

《伤寒杂病论》的一大特色是它的"对偶统一理论":阴阳的对偶统一、表里的对偶统一、虚实的对偶统一和寒热的对偶统一。这些其实就是辨证施治的不同方面。

比如同样是发热恶寒,不能仅根据表面症状就断然下结论,还需要仔细把脉。如果脉象比较实,说明病在内里,需要用泻的方法治疗;如果脉象比较虚浮,说明病在表面,应该用发汗的方法治疗。要具体问题具体分析,找出真正的病因,然后进行治疗。

《伤寒杂病论》非常重视津液对防病、抗病的免疫作用,这是张仲景的独特见解。所谓"津液"并不是仅指唾液,而是泛指汗液、尿液等体液。张仲景认为,津液的作用有三:一是增强机体免疫力,防病驱邪;二是驱除疾病,削弱病势;三是调整、修复由疾病侵害造成的免疫功能失调。人如果津液不足,身体就会虚弱,且容易生病。

《伤寒杂病论》在药物学方面也有很大突破。据统计,除重复的药方外,《伤寒杂病论》中共记载药方二百六十九个,使用药物二百一十四味,基本概括了临床各科的常用方剂。这些药方不但具有很高的临床使用价值,而且更具规范性,所以被称为"万方之祖"。值得敬佩的是,这部书中还首次记载了人工呼吸、药物灌肠和胆道蛔虫的治疗方法,这在世界范围都属首次。

《伤寒杂病论》开创了我国医学的一大流派,这就是著名的伤寒学派。

到了明清时代,中国文化进入了总结和革新时期,中医学

37

也是如此。在这种文化大环境下，明代中期出现了一部伟大的药物学著作，这就是李时珍的《本草纲目》。

李时珍的父亲李言闻，是当时有名的医生，曾经做过太医吏目。在家庭的熏陶下，李时珍从小就对医学产生了浓厚的兴趣。在临床中，李时珍深刻地体会到了药物学的重要性。但是当时流传的《唐本草》《开宝本草》等药书存在很多谬误，李时珍认为这是缺少实地调查的结果，因此他认为有必要通过实地调查，对以前的药物学著作进行修改。

四十一岁的时候，李时珍应楚王推荐，进入太医院深造，一待就是一年多。其间，他阅读了大量医书，并详细记录了现有药材的形态、产地和功效情况。一年之后，李时珍辞去太医院的职务，独自一人踏上了探索药材的征途。二十七年之后，一部前所未有的药物学巨著诞生了，这就是举世闻名的《本草纲目》。

《本草纲目》共五十二卷，记载药物一千八百九十二种，其中新药三百七十四种，收集药方一万一千多个，其中八千多个是李时珍自己收集和开发的。全书共约一百九十万字，分为十六部、六十类，还附有一千一百多幅精美的插图。

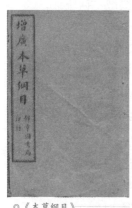

◎《本草纲目》

《本草纲目》把所收药物分为矿物药、植物药和动物药。其中矿物药分为金、玉、石、卤等四部；植物药分为草、谷、菜、果、木等五部，其中草部又分山草、芳草、醒草、毒草、水草、蔓草、石草等小类；动物药按低级向高级的进化顺序，依次为虫、鳞、介、禽、兽、人等六部。

《本草纲目》对每种药物都从八个方面

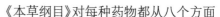

进行了详细的解说:释名——记录药物各种异名并解说来由、集解——集录前人对该药的介绍、修治——介绍该药的炮制和保存方法、气味——介绍该药药性、主治——介绍该药主治的病证、发明——阐明药理或记录心得体会、正误——纠正前人的错误、附方——介绍方剂及主治疾病。

不仅如此,《本草纲目》对药物和药方的收集也是务求全备的。它收集的途径共有三种:一是收集古方,整理前人的研究成果;二是广泛从民间收集偏方;三是通过实地考察,亲自试验,自主研发。

为了编写《本草纲目》,李时珍几乎走遍了大江南北,踏遍了名山大川,当然也留下了很多传奇的故事。

有一次,李时珍采药归来,在回家的路上路过一处驿站,看见几个马夫围着一口锅在煮草药。李时珍很好奇,就上前请教。马夫们说,他们长年赶车,常常损伤筋骨,就拿这种草来舒筋活血,这种草叫"鼓子花",又叫"旋花",疗效很好。李时珍听了非常高兴,立即拿笔记下来:旋花可以益气续筋。

还有一次,李时珍听人说,北方有一种药叫曼陀罗花,吃了可以让人迷幻,甚至麻醉昏迷。于是他立即从老家赶往北方。几经周折,终于找到这种曼陀罗花。为了检验它的药效,李时珍亲自尝试了一下,结果真像传说的那样。于是他就记下来:曼陀罗花可以充当手术用的麻醉剂。

李时珍这种"神农尝百草"的精神,受到了后世的尊崇。正是在这种精神的支持下,《本草纲目》的编写获得了极大的成功,也为中华医药作出了巨大的贡献。

在分类学方面,它格式统一、叙述科学,改进了中国传统的药物分类方法。例如,把"虫药"细分为一百零六种,其中昆虫药七十三种，分卵生、化生、湿生三大类，这对动植物分类学的发展具有重大意义。

在药物学方面，它纠正了前人在药物学上的许多错误，载录了大量宝贵的附方、验方、病案医学史料等医学资料。

在博物学方面，它涉及内容广泛，既是一部药物学著作，又是一部具有世界性影响的博物学著作。

在进化观方面，它把动物类药按虫、鳞、介、禽、兽、人的次序分类，反映了作者从低级到高级的生物进化观。

因此，《本草纲目》可谓名副其实的中国古代药物学集大成之作。

当然，《本草纲目》也不是没有缺点。受那个时代思想水平的限制，加上巨细靡遗的收录原则，很多迷信的东西也被当作真事记录下来，如书中说人吊死后的魂魄可以镇惊吓、人中黄（粪便）可以治呕血等，就缺乏科学依据。但是，这些都是白璧微瑕，并不影响《本草纲目》的主要价值。

1606 年，《本草纲目》传入日本；1647 年，波兰人弥格把它译成拉丁文，从此它就在欧洲大陆上流传开了。李时珍和他的《本草纲目》，连同为这部书传播作出贡献的人们，将永远为后人所景仰。

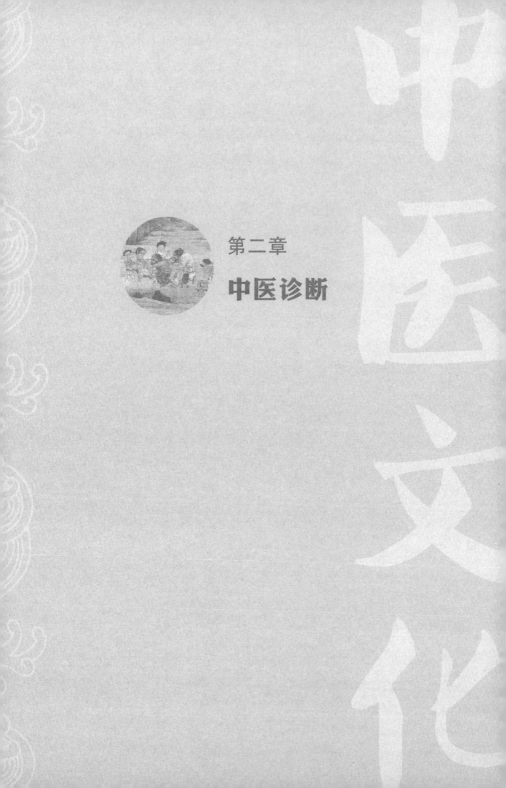

第二章

中医诊断

第一节 经为一贯用心机，指下回声诊妙记
——"号脉"与"四诊"

中医诊断方法中，最重要的一种是"号脉"，又叫"把脉"，即望、闻、问、切四诊中的"切"法，它的学名叫"脉诊"。

用号脉的方法诊断病情，早在长沙马王堆汉墓出土的帛书中就有记载了，那是西汉初期的事。《史记》中对此也有记录。作为一种诊疗方法，它的出现时间可能要早得多。

西晋王叔和的《脉经》是我国第一部脉学专著，脉学方面的理论在这部书里已经相当完备了。由于脉诊是中医特有的诊断方法，历史悠久，所以这方面的传说故事有很多。

东汉和帝的时候，有一位名叫郭玉的太医丞在脉诊方面极为精通。和帝听说后，就想试验一下，于是假称宫里有女子生病了，命他前来诊治。和帝事先派一个宦官藏在女子帷帐之中，只露出一只手臂在外边。郭玉来了，切脉诊断了一下觉得很奇怪，就跟和帝说，这个人脉象左阴右阳，非男非女，怀疑是个不正常的人。和帝听了非常吃惊，连连赞叹郭玉医术高明。

另一个故事更为神奇。

清代有位名医叫赖琢成，他最擅长治疗妇科疾病。有一次，一个妇女产后肚腹疼痛，月余不止。赖琢成把完脉说，这是胎气不顺造成的。旁边人都笑话他。这个病妇也不相信，

说自己刚生完孩子才一个多月,怎么可能这么快又怀了呢?赖琢成说,脉象显示是这样,并不是空口白话,于是给病妇开了几服紫苏和气饮。结果三天之后,病妇的病大大减轻。又过了六天,病妇果然生下一个男孩。赖琢成又给她开了几服佛手散,病妇没几天就痊愈了。有人迷惑不解,就来问他。赖琢成说,这个妇女怀的本是双胞胎,只是因为各种原因,其中一个胎儿受了损伤,事后又没有采取安胎措施,反而让庸医们当瘀血病来治,所以越治越严重,自己只是按脉象用药罢了,这有什么好奇怪的呢?

只用三根手指轻轻一搭,就能知道人的健康状况,这难道是特异功能吗?当然不是。脉诊是有科学依据的,它建立在中医学"人的生命是一个有机整体"的观点之上。

首先来说什么是"脉象",以及脉象为什么能反映各脏腑的健康情况。

脉象就是脉搏跳动的情况,脉象的产生与心脏的跳动情况、气血的盛衰情况、经络的畅通情况等因素密切相关。心脏是脉搏产生的动力器,血脉是输送气血的管道,而气血是形成脉象的物质基础。所以,脉象情况直接反映了心脏、血脉、气血的健康情况。

不仅如此,人的血脉遍布全身,气血的运行必须由各大脏器来协调:肺是百脉汇聚的地方,主管血液的布散;脾脏是充养气血的地方,主管气血的生化;肝脏是调节血量的地方,主管气血的储藏;肾脏是产生和储藏精气的地方,精能生血化气,为各脏腑活动提供原动力。

古代医学家们把手腕部位的脉搏称为"寸口"。中医认为,寸口属手太阴肺经,是气血汇聚的地方,而五脏六腑十二经脉气血的运行皆起于肺、止于肺,所以脏腑气血病变可以从寸口部位表现出来。

这样一来，脉象显示的就不仅仅是心脏、血脉、气血的健康情况了，而是传达了全身各脏腑器官的健康信号。一旦各脏腑器官有了病变，必然会从脉象上显示出来。这样，脉象就成了诊视病情的重要依据。

那么，脉象又是如何反映各脏腑健康情况的呢？

寸口是从手腕横纹向上大约寸许长的一段脉动，这段脉动是切脉的部位。古代医学家们把寸口从腕横纹向上渐次分为寸、关、尺三段。

左右手的寸、关、尺部位分别对应着不同的脏器：左手的寸、关、尺分别对应着心、肝、肾和膀胱；右手的寸、关、尺分别对应着肺、脾胃和肾。这样，短短的一段寸口，就成了反映全身脏腑健康情况的窗口。

早期的脉诊并不像现在，只按寸口就可以。而是采用"遍诊法"，也就是从头颈、手足等身体多个部位取脉诊断，所以方法比较复杂，《黄帝内经》就记载了这种诊法。

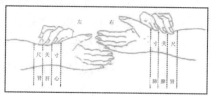

◎ 寸关尺

后来在秦汉时成书的《难经》中，开始记载现在的"独取寸口"的脉诊方法，也就是只按手腕横纹以下寸许脉搏的诊脉方法。这一诊法确立后，一直沿用到现在。

脉诊是一项非常细致的技术活，需要诊断者遵循一系列规则，还需要有丰富的经验。

首先是脉诊的时间。中医认为，脉诊最好选择在清晨。《素问·脉精要微论》认为，人在清晨的时候，阴阳二气还没开始变动，也还没有饮食，经脉调匀而没受到干扰，这时候诊断，最能发现病证所在。当然，并不是说其他时间就不能诊脉。明代著名中医汪机就曾说过，如果遇到有病，可以随时诊脉，而不必拘泥于清晨。

诊脉的时候，不但要求环境安静，还要求医生和患者精神上保持安静、专注。医生诊脉前一定要静心，将注意力完全集中在手指上；患者也需要平静一会儿，保证脉象的平静。诊脉时患者取坐位或仰卧位，手臂与心脏保持在同一水平位，手腕舒展，掌心向上。

然后就是指法和定位。诊脉下指时，首先用中指按在桡骨顶端突起部位内侧，也就是"关"的部位，之后其余二指再定位：食指"寸"脉部位，无名指"尺"脉部位。三指应呈弓形，不是用指头，而是以指腹按触脉搏，因为指腹感觉较为灵敏。

三指布指的疏密应该根据患者身高臂长情况具体而论：身高臂长者寸口较长，布指宜疏；身矮臂短者寸口较短，布指宜密。部位取准后，三指同时用力按脉，称为总按；为重点体会某一部脉象，也可用一指单按其中一部脉象，称为单按。在临床上，这两种手法常常并用。

给小儿诊脉情况比较特殊。因为小儿寸口较短，常常容不下三指，这就需要用"一指定关法"，通常是用大拇指。

切脉的时候，为了更准确地辨别脉象，还需要用三种不同的指力去按压脉搏：轻轻按在皮肤上为"浮取"；中等力度按至肌肉称为"中取"；用力稍重按至筋骨称为"沉取"。这三种手法又被称为"举""按""寻"。

"寸""关""尺"三部，每一部有"浮""中""沉"三候，所以这种手法又被称为"三部九候"。用不同手法取到的脉，说明患者所患病证不同。通常，脉浮于外者病位浅，沉于里者病位深。

诊脉时不仅需要用不同的力度,当三部脉情况异常时,还需要逐渐挪移指位来寻找,使诊断更为准确。

诊脉还有一个规矩,叫"五十动"。意思就是每次诊脉,都要保证每侧脉搏跳动不少于五十次,然后才可以下结论。这样做一方面是为了保证诊断结果的准确性,另一方面也是为了提醒医者诊脉时要严谨认真,不可草率。

如果满五十动仍不能确诊,则需要延至第二个、第三个,乃至更多的五十动,以达到准确诊断的目的。所以,一般情况下,诊脉时间应该在三到五分钟。

正常的脉象又叫"平脉"或"常脉"。"平脉"的特点是:在"寸""关""尺"三部皆有脉,一呼一吸间脉搏跳动四到五次(相当于每分钟跳动七八十次),节律一致,脉象不浮不沉,不刚不弱,不粗不细,从容和缓,柔和有力。

当然,这些特征可能会随气候、地理环境、性别、年龄、体格等不同而有相应的变化,这些变化都是正常现象。

西晋王叔和的《脉经》将脉象总结为二十四种,元代滑寿的《诊家枢要》又将咏象的分类发展为三十种。李时珍的《濒湖脉学》认为脉象有二十七种,明代李士材的《诊家正眼》在李时珍的基础上,增加了"疾脉",发展到二十八种脉象。后代医者多采用二十八种脉象说。下面择要介绍几种脉象。

浮脉。特点是轻按的时候可以感觉到,重按的时候搏动感减轻,这种脉象通常说明患者外感病邪。因为外感病邪,人体五气之一的卫气便会鼓动到体表来抵抗病邪,所以脉象自然就浅了。

沉脉。与"浮脉"相反,"沉脉"的特点是轻按不容易感觉到,重按才会感觉到。这种脉象说明患者病邪已侵犯到体内。

迟脉。就是脉搏跳动缓慢,通常每分钟在六十次以下。

47

呈现这种脉象,说明患者患有寒证,因为寒证会导致气血凝滞,运行缓慢。

数脉。与"迟脉"相反,"数脉"就是脉搏跳动急促,通常每分钟在九十次以上。呈现这种脉象,说明患者患有热证,因为外感风热会造成脏腑邪热鼓动,血行加速。

细脉。特点是按上去感觉细小,而且起落明显。这种脉象多说明患者患有虚证或湿病,这些病容易造成气血虚亏或脉络狭窄,因而脉象细小。

以上只是就常见的几种脉象作简要介绍,真正诊断起来还需要有丰富的经验和敏锐的洞察力。值得补充的是,诸种脉象中若是脉搏跳动有力,则说明气血充足,病情相对较轻,这就是中医说的"实脉";相反地,如果脉搏跳动无力,则说明气血受损亏虚,病情相对较重,医治起来也麻烦些,这就是中医说的"虚脉"。

各种脉象往往不是单一存在的,更多的情况是多种脉象均有呈现,这时就需要辨证论治。

古人曰"脉理精微,非言可尽,心中了了,指下难明",说的就是脉诊之难。

当然,尽管脉诊是中医诊断方式中最具特色的一种,它毕竟只是中医诊断方法之一。而且,还有脉象与病证不相符的情况,这就需要判断症状和脉象的关系,反复观察分析,然后才能下诊断。

有的时候病情过于复杂,就需要四诊并用,或采取其他手段来诊断,四诊即望、闻、问、切。《黄帝内经》中就提到了四诊参合的问题,就是说诊断时要综合利用各种手段来判断,仅仅利用脉诊来诊断是片面的,也是不严谨的。

"望"就是望诊,是对病人面部器官的神色、形态及舌苔等表象进行观察,以诊断患者病情的一种方式,一般分为望诊和舌诊两部分。中医认为五官联系着五脏,是五脏的窗口:肝主目,心主舌,脾主口,肺主鼻,肾主耳。内脏有病变,往往会通过五官表现出来。不仅如此,从不同的面部形体动态和色泽情况,也可以看出气血盛衰和疾病发展变化,这也是望诊的重要方面。

望舌诊病也是中医诊断的一大独特手段,就是通过舌质和舌苔情况判断患者病情。中医诊断一般是急性病重舌诊,慢性病重脉诊,因为舌象反映机体生理病理状况比较及时准确。有经验的中医,往往能熟练运用望诊,又快又准地诊断病情,这就是中医所说的"*望而知之谓之神*"。

闻诊包括听声音和闻气味两个内容,问诊就是询问病情,这两种手法都比较常见,这里就不多介绍了。

第二节 虚邪贼风避有时,真气内守病安来
——"体虚"和正邪之"气"

"体虚"就是体质虚弱,中医所说的"体虚"有着丰富的内涵:慢性疾病造成的虚证是一种体虚;机体功能退化造成的虚弱,现代西医所谓的"亚健康",就是体虚的一种。所以体虚并不一定是病。

中医认为,体虚分为气虚、血虚、阴虚、阳虚四种类型,这四种类型在心、肝、脾、肺、肾五脏中可能都有表现,所以每一

种脏腑都可能有气、血、阴、阳四种虚证。

气虚是人体元气不足引起的脏腑功能减弱、抵抗力减弱等病理变化。气虚的表现有疲乏无力、呼吸短促、抵抗力差、头晕盗汗、语声低微等。造成气虚的原因有疲劳过度、重病重伤、年老、营养不良、先天不足等。

血虚是指人体血液亏损、血液的营养和滋润作用减弱,造成的身体各器官失养的病理变化。血虚的表现有面色萎黄、眩晕、心悸、失眠、脉虚细等症状。造成血虚的原因有失血过多、久病阴血虚耗、脾胃功能失常等。

阴虚俗称虚火,指阴气不足、津血亏损造成的机体缺乏滋养,及其引发的一系列病证。阴虚主要表现为燥热、易怒、面颊红赤、口干咽痛等症状。造成阴虚的原因是劳损久病或热病导致的阴液内耗等。

阳虚又称阳虚火衰,是气虚的进一步发展,指阳气不足造成的机体功能衰退、代谢活动减缓、阳热不足等病理变化的疾病。阳虚的主要症状有畏寒怕冷、面色口唇色淡、食欲不振等。

很多体虚者往往不是单一的阴、阳、气、血四种虚证,还常常出现"两虚"的症状。"两虚"指两种虚证同时存在的情况,"两虚"有气阴两虚、阴阳两虚、气血两虚等几种情况。在"两虚"患者身上,往往两种虚证的症状都会存在。

中医认为,人体正气也就是元气充沛,外界的邪气就无法侵入。因为如果人体脏腑功能强大,元气充足,气血充实而且流畅,卫外固密,免疫力和抵抗力就强。外邪难以侵入,内邪也无法产生,疾病自然就不存在了。

所以,古医书里说,邪气聚集的人,元气受邪气侵蚀,必然会造成体虚;邪气之所以聚集,又多是因为体虚,身体抵抗力和免疫力差造成的。中医认为,正气与病邪是疾病发生过程中的一对基本矛盾,正气不足,元气不旺,是疾病发生的根本原因和内在根据。

人体正气对外界邪气具有防御作用,这主要表现在如下几个方面。

首先是抵御外界邪气侵入。外界邪气如果要侵入人体,人体内的正气必然会奋起抵御。如果正气充足,抵御邪气的力量就强,病邪就难以侵入,疾病当然就被拒之门外了;在正气旺盛的前提下,即使有邪气侵入,正气仍能抑制甚至驱除消解邪气,疾病也难以产生,这种情况下,即使邪气未除,得病也会较轻,治疗起来也容易些。

其次,正气还具有修复调节人体机能的作用。邪气的侵入会导致机体阴阳失调、脏腑机能损伤、津液亏耗等疾病,这时候正气充足的人,其体内的正气就会对这些耗损进行修补、调节,疾病自然也就自动痊愈了。

再次,疏导经络、协调脏腑经络功能,也是正气防御作用的重要方面。分布到脏腑经络中的正气,称为脏腑经络之气。脏腑经络中的正气流布全身,运行不息,可以调节各脏腑经络的机能,并协调全身精血津液的代谢及输布,使之通畅无滞塞。这样,痰饮、瘀血等病,乃至内生的风、寒、湿、燥、火等五邪也就消弭于无形了。

正邪之气相搏,两者孰胜孰负,是决定发病与否的根本原因。中医认为,在这个搏斗过程中,正气所起的作用是居主导地位的。

正气虚弱容易感染外邪。正气虚弱,则免疫力和抵抗力差,肺与皮肤的抗病功能低下,这时候人就容易感染外邪,疾病于是就产生了。

人体正气虚弱容易产生病邪而生病。人体正气不足,脏腑功能就容易失调,气血津液的生成、输布也容易产生障碍,不仅可能产生痰饮、水湿、瘀血、结石等病理产物性病邪,还可能导致风、寒、湿、燥、火等五邪的产生。

正气的充沛与否,还决定着疾病的轻重与治愈的难度。正气与邪气相搏,即使正气不能胜邪而产生疾病,相对来说,正气充足的患者发病会轻,病邪侵入较浅,治疗起来也容易痊愈;相反地,正气虚弱的患者,发病往往就重一些,病邪侵入较深,也就相对难治些。前面说到脉象的虚实时也提到,实脉好治,虚脉难愈,就是这个道理。

正气在发病中的主导地位,还表现在单纯虚损性病证的形成上。先天不足、后天营养不良、劳体耗神、年老体衰等因素会造成正气不足,时间久了,就容易继而导致脏腑器官等的组织结构缺损、功能不良、气血津液不足。一些以正气不足为主要或完全表现的疾病,如某些发育迟缓、不育不孕、产妇缺乳、脏器脱垂、老年皮肤干燥等,往往就是这么造成的。

当然,在发病过程中,邪气(泛指各种致病因素)的作用也是不可忽视的,在很多情况下甚至起到主导作用。但是,外因虽然是重要条件,却往往是客观存在的、不可控的;而内因才是根本原因,也是可以通过饮食药物等途径自主调节的。所以,养补正气才是增强体质的根本途径。

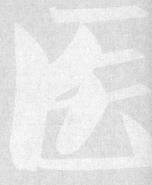

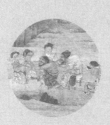

第三章

中医治疗

第一节 草木之精
——中药

　　中药即中医用药,是指中国传统中医的特有药物。中药按其形态可分为植物类、动物类、矿物类三大类。

　　植物类中药,即各类具有治愈疾病疗效的草药,由于药物中草类占大多数,所以记载药物的书籍便常常被称为"本草",如《神农本草》《本草纲目》等。

　　动物类药物,即动物身上可以入药的部位或器官,如蛇胆、熊胆、五步蛇、鹿茸、鹿角等。

　　矿物类在中药中所占的比例很小,常见的如龙骨、磁石等。

　　中药中大部分药材是生长于本土的,但随着我国对外交流的发展,异域的药材也不断流入我国,丰富了我国的药材种类。

中药的配伍

　　中医用药讲配伍,也就是指有目的地按病情需要和药性特点,有选择地将两味以上的药物配合使用。中药配伍既反映了中国传统哲学的相生相克原理,也是历代医家实践经验的总结。

疾病的发生和发展往往是错综复杂的,常表现出多种症状,因此往往需要混合使用多味药材。但是药物与药物之间存在着复杂的关系,就像人与人之间的关系一样,有的亲密无间,有的相安无事,也有的视若仇雠。这些复杂的关系都会影响对疾病的治疗效果。

中医在为病人开处方时,必须深知药物之间的相互作用,互相抵消药效、处于对立关系的药物是绝对不能出现在一剂药中的,因为这样不仅会影响疗效,甚至还会损害病人身体。

中药"七情"

人有七情,药物也有七情,我国古人将人的性情赋予无情的草木,这既说明了药物配伍的复杂,也说明只要掌握了各类药物自身的特性,合理进行配伍,复杂的药物也是会依从人类的愿望,起到治愈疾病的作用的。

单行。只用一味药就可以治愈疾病,而不需要和其他药物配伍使用的情况称为单行。如"清金散"就是一种单行药,它只有一味药——黄芩,主治肺热咳血。

相须。把一些性能、功效相近的药物配合起来使用,它们原有的疗效会大大提高,这种配伍方法就叫相须。如全蝎与蜈蚣同用,两者止痉定搐的药效都会大大提高。

相使。就是把性能功效相似或虽不相似但治疗目的一致的药物相配合来使用,以一种药物为主,另一种为辅,借以提高主药疗效的用药方法。如将黄芪与茯苓配合,以黄芪为主药,尽管与黄芪的补气利水功效不同,茯苓主要用于利水健脾,但两者相配合使用的时候,茯苓能够大大提高黄芪补气利水的功效。

相畏。即某些具有毒性反应或副作用的药物,在和另一些药物配合使用时,前者的毒性和副作用可以被后者削弱减轻。如生半夏、生南星在与生姜同用时,前两者的毒性能被生姜减轻或消除,就可以说,生半夏和生南星畏生姜。

相杀。即某些药物能减轻或消除另一些药物的毒性或副作用。仍以生南星、生半夏和生姜为例,前两者的毒性和副作用可以被后者减弱,这叫相畏;反过来说,后者可以削弱前两者的毒性和副作用,这就叫相杀。也就是说,相畏和相杀是对同一配伍关系的正反两种说法。

相恶。即一味药物能降低甚至抵消另一味药物的功效。如莱菔子能削弱人参的补气作用,所以称人参恶莱菔子。

相反。即两味药物合用时能产生或增强毒性反应或副作用。

相恶、相反的两种药物配合在一起使用会对药物的疗效有不同程度的妨害。但相反、相恶导致的后果却不一样。相恶虽然可使药物的某些方面的功效减弱,但却是一种可以使用的配伍关系,并非绝对禁忌。相反却会危害患者的健康,甚至危及生命,所以相反的药物原则上属于绝对禁忌。目前医药界共同认可的配伍禁忌,有"十八反"和"十九畏"。

"十八反":甘草反甘逐、大戟、海棠、芫花;乌头反贝母、瓜蒌、半夏、白蔹、白及;藜芦反人参、沙参、丹参、玄参、细辛、芍药。

"十九畏":硫黄畏朴硝,水银畏砒霜,狼毒畏密陀僧,巴豆畏牵牛,丁香畏郁金,川乌、草乌畏犀角,牙硝畏三棱,官桂畏石脂,人参畏五灵脂。

❧ 中药的四气和五味

四气又称四性,即寒、热、温、凉四种药性,主要反映药物在影响人体阴阳盛衰、寒热变化方面的作用和倾向,是药物作用性质的重要概念之一。四气中的寒凉和温热分属阴阳,两者作用相反,是两种对立的药性;而寒与凉、温与热具有共性,本质相同而程度有别。此外还有平性,是指药物寒热之性不明显,作用和缓,但未脱出四气范围。

四气主要是从药物作用于机体所发生的反应概括出来的,是与所治病证的寒热性质相对而言的。故药性的确定以中医寒热辨证纲领为理论基础,以用药反应为依据,以病证寒热为准则。

能够减轻或消除热证的药物,一般属于寒性或凉性;能够减轻或消除寒证的药物,一般属于温性或热性。此外,能够促进脏腑功能活动,改善脏腑功能减弱所表现出的寒性病理状态的药物,一般认为具有温热之性;能够抑制或降低过于兴奋的脏腑功能而表现出实热或虚热病理状态的药物,一般认为具有寒凉之性。

一般而言,具有疏散风热、清热泻火、凉血解毒、清热化痰、泻下热结、滋阴降火等作用的药物,性属寒凉;具有发散风寒、温里散寒、补火助阳、温经通络、回阳救逆、化湿和中等作用药物,性属温热。另外,药性寒热与具体功效是共性与个性、抽象与具体的关系。药性寒热只反映药物影响人体寒热变化、阴阳盛衰的基本倾向,只是该类药的共性和作用的基本倾向,并非具体功效。

临床用药中,一般"*疗寒以热药,疗热以寒药*",即阳热证用寒凉药,阴寒证用温热药,即根据病证的寒热性质,选用性质相反的药物,这是中医临床用药的一般原则。药物的四气理论为这一用药原则提供了药理依据和理论基础。

五味指药物具有的辛、甘、酸、苦、咸五种不同的基本味,还包括附属于酸的涩味和附属于甘的淡味。五味代表药物所具有的不同功效和用途,是药物功用的重要标志。

五味最初指药物、食物的真实滋味,是根据口感得到的感性认识,与实际滋味相符。后来人们发现药物滋味与其作用之间存在一定相关性,于是就用味来解释和归纳药物的作用,这就是早期的五味理论。

随着用药实践发展和对药物作用的认识提高,人们又发现药物的作用与滋味之间并无严格的一致性,一些药物的作用很难用其真实滋味来解释,因而又采用了以作用来推定其味的方法,这时的五味已非味觉所能感知的真实味道。这就突破了味觉概念,将五味上升为药性理论层次,从而形成了成熟的五味理论。它是在大量临床实际经验积累基础上,推导得来的关于药物作用的理性认识,是中药作用规律的高度概括和标志。

五味的主要作用及临床意义如下。

辛:能散、能行,具有发散、行气、活血等作用。辛味药一般用来治疗表证和气滞血瘀所致的肿痛、癥积、痞块等。

甘:能补、能缓、能和,具有补益、缓急止痛、调和药性、和中等作用。甘补是甘味药最重要的功效之一。此外,某些甘味药还具有解药食中毒的作用。一般用甘味药治疗气血虚证,拘挛疼痛,脾胃不和,药物、食物中毒等。

酸:能收、能涩,即有收敛固涩作用。酸味药常与涩味药并称,作用亦接近但不尽相同,一般用来治疗久泻、久痢、久咳、自汗、盗汗、尿频、遗尿、早泄、遗精、脱肛等,还可用于津液耗伤、筋脉失养而致的筋脉拘挛、屈伸不利之症,以及胃阴不足而致的口干舌燥、不思饮食、舌苔剥脱等症。

苦:能泄、能燥。泄的作用有通泄(泻热通肠)、清泄(清热泻火)和降泄(降泄肺胃上逆之气)之分。燥即燥除湿邪、治疗水湿的作用,其中又有苦寒燥湿和苦温燥湿的不同。苦味药一般用治热结便秘、气逆喘咳、胃气上逆呕呃、热盛心烦及实火上炎等证。此外,"苦能坚",可用于治疗阴虚火旺证。

咸:能软、能下,具有软坚散结及泻下的作用特点。咸味药一般用治瘰疬、瘿瘤、癥瘕及便秘等,还可入肾补肾,壮阳益精。

淡:能渗、能利,具有渗湿利水的作用。淡味药一般可用以治疗痰饮、水肿、湿浊、小便不利等证。

涩:能收、能涩,具有收敛固涩作用。涩味药可用于涩肠止泻、收敛止血、敛汗、涩精、缩尿等。由于涩味与酸味功用基本相同,故常酸涩并称。

每一种药物都具有性和味,性和味分别从不同角度说明药物的性质、特点和作用。前者主要说明药物影响人体阴阳盛衰、寒热变化的作用性质,后者则揭示药物多方面的基本作用。性同而味不同,其作用往往互不相同;味同而性不同,作用亦大相径庭。所以,只有性味合参才能较全面认识药物的作用和性质。

同时,性和味都属于性能范畴,仅仅反映药物共性和基本特点,较为抽象。要全面准确地掌握各种药物的个性特点,还必须进一步深入了解药物的具体功效。

中药的偏性

中医认为,人的生理状态属平、属正,疾病的发生则使人体脏腑功能失去协调,表现为阴阳盛衰之偏。药物的作用就是治疗疾病,纠正这种阴阳之偏,因此必须具有纠偏的特质,才能满足治疗需要。

从宏观来说,中药的治疗特性可统称为药物的偏性。因为药物的治疗作用是由自身所具有的若干偏性决定的,以偏纠偏是药物治疗的本质所在。因此,药物的治疗特性,包括药物的性味、归经、升降浮沉、有毒无毒等,可统称为药物的偏性。药物的偏性是中药作用功效的内在根据。

同时,中药药性是对中药的不同作用观察总结而形成的理论内容,属于药性的理论层次。而对于不同的中药而言,不可能是药性理论层次的全面反映,而是药性要素的个体化组合和药性理论内容在单味中药中的个体化表现,属于药性的药物层次。药物药性的这种个体化表现,习惯上称为中药偏性。而且,这种个体化组合也决定了不同中药的差异具有绝对性,并造成了功效与作用的差别,是中药偏性的又一表现。

中药的副作用

"是药三分毒",在治疗某种疾病的过程中,药物不可避免地会对病人的机体产生一定程度的损害,只是作用显著与否的区别而已,所以在治愈疾病的同时,要尽量减小药物的副作用。

中药也会有不同程度的副作用。大部分中药是天然药物,其中所含的有效成分比较复杂,如生物碱、皂素、鞣酸质、挥发油等。一般来讲,中药的副作用比人工合成的西药要小一些,但也有些中药毒性较大,如红砒石、白砒石、水银、斑蝥、青娘虫、生藤黄等,所以在使用这些中药时必须慎重。

中药切忌滥服,滥服中药不但起不到预期的治疗效果,反而会对内藏器官有所损害。近年来,因滥服中草药导致肾炎和急性肾衰竭的病人日渐增多,因此人们对中草药肾毒性的认识亟待提高。

中药的禁忌和忌口

服用中药的禁忌大致可以分为四类。

第一,中药配伍禁忌。某些药物因配方后可以产生相反、相恶关系,使彼此的药效降低或引起毒副作用,因此禁忌同用。

第二,孕妇用药禁忌。因孕后妇女大多对大寒、大热、破血祛瘀及毒性较大的药物耐受性差,因此对相关药物必须忌用,以免出现胎动、堕胎的危险。

第三,服药期间饮食禁忌。俗称忌口,即在病人服药期间,有些食物是应该尽量避免,或者绝对不能食用的。忌口可以分为与某一类药物对应的忌口和不同病情条件下用药时的忌口两类。

第四,中药汤剂禁忌过夜服用。中药中含有淀粉、糖类、蛋白质、维生素、挥发油、氨基酸、酶及其他微量元素等多种成分,如果过夜服用或存放过久,这些物质会因空气、温度、时间和细菌污染等因素的影响,发生分解减效,发酵水解,甚至使药液发馊变质。

俗话说，"吃药不忌口，坏了大夫手。"在民间，病人普遍遵循的忌口常识，有的经验被证明是合理的，而有些则是没有科学根据的。因此，正确合理地忌口是病人战胜疾病的必要保证。

如服用清内热的中药时，不宜食用热性的食物；在服温中药治疗寒证时，应忌食生冷食物。如果吃了禁忌的食物，疗效就会大打折扣，甚至会起相反的作用。

另外，由于疾病的关系，在服药期间，凡属生冷、油腻、腥臭等不易消化或有特殊刺激性的食物，都应忌食。当然，忌口也不能绝对化，要因人、因病而异。对一般病人，特别是慢性病人来说，若长期忌口，忌食的种类又多，则容易导致营养不良，病人的抵抗力下降，对药物的吸收率降低，不利于恢复健康。因此，在医师的指导下，病人可适当食用一些增加营养的食物，以免营养缺乏。

第二节 漫道经脉不可寻，还教针石起沉疴
——针灸和推拿

中国的针灸之术不仅是国人的骄傲，亦使外国人叹为观止。将细长的毫针刺入人体的不同穴位，竟能治愈各种疾病，这是古老的迷信，还是医学的奇迹？

针灸的历史

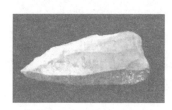

◎ 伏羲氏像

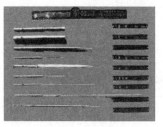

◎ 砭石

相传针灸起源于三皇五帝时期，是伏羲氏"尝百药""制九针"，发明了针灸治病之法。随着相关历史文物的不断出土，针灸疗法起源于石器时代这一事实已得到确证。专家推测，原始时期人类就发现用手按摩、捶拍，以及用尖锐的石器按压疼痛不适的部位，可以使原有的症状减轻或消失，这一无心的发现便成为针灸的源头，而最早的针具——砭石也因此而产生。

随着社会生产力的发展，针具逐渐由最初的砭石发展成青铜针、铁针、金针、银针，直到现在使用的不锈钢针。现代中医与现代先进的医学科技相结合，又创造出了许多科技含量很高的针具，如声电波电针、电火针、微波针等。

灸法是将点燃的灸条置于人体相应的穴位上，利用火的温热来刺激穴位，达到治疗疾病的效果。所以，灸法应该出现在火被发现和使用之后。在使用火的过程中，人们发现身体某些部位的疼痛经火的烧灼、烘烤可以得到缓解或解除，继而学会用兽皮或树皮包裹烧热的石块、砂土进行

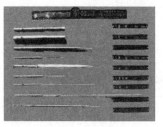

◎ 针具

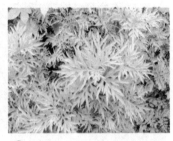

局部热熨，后来又逐渐发展为以点燃树皮或干草烘烤来治疗疾病。

经过长期的摸索，人们发现，艾叶作为灸治的材料，具有易于燃烧、气味芳香、资源丰富、易于加工储藏等优点，后来艾叶就逐渐发展成为最主要的灸治原料。

◎ 艾叶

1973 年，长沙马王堆三号墓出土了有关针灸的医学帛书《足臂十一脉灸经》和《阴阳十一脉灸经》，这两部帛书具体论述了人体十一条脉的循行分布，各种病候表现和相应的灸治方法，说明这时期已形成了完整的经脉系统。

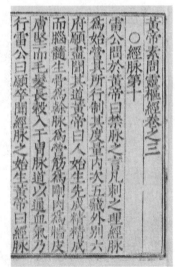

《黄帝内经》是现存最早的中医经典著作，书中已经形成了完整的经脉系统，既有十二经脉、十五络脉、十二经筋、十二经别，以及与经脉系统相关的标本、根结、气结、四海等，也对腧穴、针灸方法、针刺适应证和禁忌证等作了详细的论述，而以其中的《灵枢经》所记载的针灸理论最为丰富和系统。至今《灵枢经》仍是针灸学的核心内容，故而又被人们称为《针经》。

到了战国时期，神医扁鹊撰著《难经》，对针灸学进行了补充和完善。晋代医学家皇甫谧潜心钻研《内经》等著作，撰写了《针灸甲乙经》，书中全面论述了脏腑经络学，

◎ 《灵枢经》(部分)

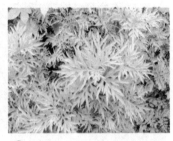

发展并确定了三百四十九个穴位,并对其位置、主治、操作进行了论述,同时介绍了针灸方法及常见病的治疗。

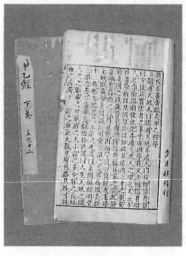

◎ 针灸甲乙经(一)

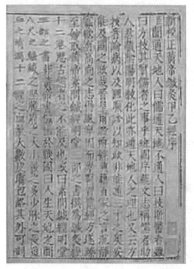

◎ 针灸甲乙经(二)(局部)

唐宋时期,针灸学有了很大发展。唐代医学家孙思邈在其著作《千金方》中绘制了彩色的《明堂三人图》,并提出了阿是穴的取法及应用。

到了宋代,著名针灸学家王惟一编撰了《铜人腧穴针灸图经》,考证了三百五十四个腧穴,并将全书刻于石碑上供学习者参抄拓印。他还铸造了两具铜人模型,外刻经络腧穴,内置脏腑,作为针灸教学的直观教具,并作考核针灸医生之用,促进了针灸学的发展。

元代滑伯仁所著的《十四经发挥》,首次将十二经脉与任督二脉合称为十四经脉,对后人研究经脉很有裨益。

明代是针灸学发展的鼎盛时期,名医辈出,针灸理论研究逐渐深化,也出现了大量的针灸专著,如《针灸大全》《针灸聚英》《针灸四书》。特别是杨继洲所著的《针灸大成》,汇集了明以前的针灸著作,总结了大量的临床试验经验,内容丰富,是后世学习针灸的重要参考书。

清初至民国时期,针灸医学开始由兴盛走向衰落。1742年,吴谦等撰《医宗金鉴》,其《医宗金鉴·针灸心法要诀》不仅继承了历代前贤针灸要旨,并且加以发扬光大,通篇图文并茂,自乾隆十四年以后被定为清太医院学生必修内容。

清代后期,道光皇帝为首的统治者以"**针刺火灸,终非奉君之宜**"的理由,悍然下令禁止太医院用针灸治病。由于针灸治病深入人心,故在民间仍广为流传。1822年,针灸名医李学川撰《针灸逢源》,强调辨证取穴,针药并重,并完整地列出了三百六十一个经穴,至今仍为今天针灸学教材所用。

民国时期政府曾下令废止中医,许多针灸医生为了保存和发展针灸学这一医学瑰宝,成立了针灸学社,编印针灸书刊,开展针灸函授教育等。近代著名针灸学家承淡安先生为振兴针灸医学作出了毕生贡献。

针灸作为一门古老而神奇的科学,早在公元6世纪,便传播到了国外。目前,在亚洲、欧洲、拉丁美洲的一百二十多个国家和地区,都有医生应用针灸为其人民治病。1987年,世界针灸联合会在北京成立,针灸作为世界通行医学的地位得以确立。

针灸的分类和功效

针灸法可简略地分为传统针灸法和现代针灸法两大类。其中,传统针灸法包括毫针刺法、灸法和拔罐法。

毫针是一种针灸专用针,针体纤细修长,我国古代的毫针多为银制,现代针灸毫针则多为不锈钢针,毫针由于针尖直径只有毫米,因此易于进针,给患者造成的疼痛感也最小。

传统灸法是将艾绒或其他药物放置在体表的穴位部位上烧灼、温熨，借灸火的温和热力以及药物的作用，通过经络的传导，起到温通气血、扶正祛邪、治疗疾病和预防保健作用。

拔罐法是应用各种方法排除罐筒内空气以形成负压，使其吸附体表以治疗疾病的方法，又称吸筒疗法、拔筒法。古代时以挖空兽角制成罐筒来拔罐，称角法。通过吸拔，可引致局部充血或郁血，促使经络通畅、气血旺盛，具有活血行气、止痛消肿、散寒、去湿、散结拔毒、退热等作用。

此外，还有三棱针刺法、皮肤针刺法、皮内针刺法、火针刺法、芒针刺法、电针刺法等其他针灸法。

中医疗法随着现代医学的进步也不断地发展革新，传统针灸法与先进的医学仪器结合起来，出现了多种现代针灸方法，如声电波电针法、电火针法、微波针法、穴位激光照射法等，使得这一中医技法呈现出了不同的面貌。

针灸具有多方面的功效，主要有疏通经络、调和阴阳和扶正祛邪等。

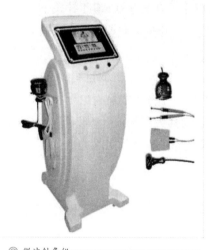

◎ 微波针灸仪

针灸最基本、最直接的治疗原理是通过使淤阻的经络畅通，使其发挥正常的生理作用。经络的主要功能是运行气血，倘若经络不畅，气血运行则受阻，常出现疼痛、麻木、肿胀、瘀斑等症状。针灸选择相应的针刺手法使经络畅通，气血运行恢复正常。

中医认为疾病发生的原因是复杂的，但归根结底可归纳为阴阳失衡，针灸通过经穴配伍和针刺手法来调和经络阴阳属性，使机体恢复健康。

疾病的发生，常被形象地表述为"邪气入侵"，治愈疾病的过程其实也就是扶助正气、祛除邪气的过程。采用针灸疗法治病，就是将针灸作为辅助正气的手段，帮助病人战胜体内的邪气，以达到治愈疾病的效果。

针灸的特点和应用

针灸疗法的神奇之处在于治病不靠吃药，只是将针刺入病人身体的一定部位，以刺激神经，引起局部反应。或是用火的温热刺激灼烧局部，以治疗疾病。经临床验证，针灸疗法由内而外的治疗方式，是对人体损害最小、疗效迅速的一种治疗方法。

针灸疗法有许多优点。它具有广泛的适应性，可用于内、外、妇、儿、五官等多科疾病的治疗和预防；治疗效果比较迅速和显著，特别是具有良好的兴奋身体机能、提高抗病能力和镇静、镇痛等作用；相较于其他的治疗方式，针灸疗法不用吃药，不使用现代医疗器械，是一种经济的治疗方式；针灸疗法没有或极少有副作用，基本安全可靠，可协同其他疗法进行综合治疗。

毫针刺入病人穴位后，被施针的穴位周围会产生或酸、或麻、或胀、或重的感觉，技术高超的针灸医生会使穴位周围一大片区域产生这种感觉，直径可达 5 厘米，甚至更大，这种感觉不会使病人感到不适，反而会有十分舒服的感觉。

当然,这也取决于病人的身心状态。身心放松的病人,身体肌肉处于放松状态,不会阻碍医师进针,这样针刺发生疼痛的概率会大大降低;如果病人紧张焦虑,医师进针受阻,那么疼痛感是会经常发生的。

我国的针灸理论十分丰富,主要包括十四经脉、奇经八脉、十五别络、十二经别、十二经筋、十二皮部和孙络、浮络等组成部分,以及三百六十一个腧穴,经外奇穴等腧穴与腧穴主病的知识体系。针灸理论揭示了人体特定部位之间的特殊联系,并且在这一完善丰富的理论体系基础上产生了一整套自成体系的治疗疾病的方法。

针灸治疗,首先是在临床上按中医的诊疗方法诊断出病因,确定病变属于哪一经脉、哪一脏腑,辨明它是属于表里、寒热、虚实中的哪一类型,然后再进行相关的配穴处方、施针治疗。通过正确地施针可以通经脉、调气血,使病体阴阳归于相对平衡,使脏腑功能趋于调和,从而达到防治疾病的目的。

由于针灸疗法具有独特的优势,早在唐代,中国针灸就已传播到日本、朝鲜、印度、阿拉伯等国家和地区,并与这些国家的传统医术相结合,衍生出一些具有异域特色的针灸医学。到目前为止,针灸已经传播到了世界一百四十多个国家和地区,成为保障全人类生命健康的中药医疗方式之一。

推拿的由来和功效

推拿是一种非中医药物的自然疗法,是一种物理疗法。通常是医者运用自己的双手于病患的体表、受伤的部位、不适的所在、特定的腧穴和疼痛的地方，具体运用推、拿、按、揉、捏、点、拍等形式多样的手法，达到疏通经络、推行气血、扶伤止痛、去邪扶正、调和阴阳的疗效。

推拿是我国古老的医治伤病的方法，是中医学的重要组成部分。中医推拿有着悠久的历史，被赞为"元老医术"。我国的医书中很早就有记载用推拿术救治病患的案例。

◎ 推拿按摩

71

在《黄帝内经》中，推拿疗法的适应证和禁忌证得到初步的总结，书中指出各种痹证、痛证、痿证及某些急证可以通过按摩来治疗，而腹部患有脓肿者则应禁止施以切按手法。这说明先秦时期，人们对推拿已有一定程度的认识。

《周礼》记载了战国时期名医扁鹊运用推拿等治疗方法抢救虢国太子"尸厥"暴疾的故事。这是有关使用推拿疗法医治实例的最早文献记载。

成书于秦汉时期的《黄帝岐伯按摩经》是我国第一部推拿专著，可惜此书早已散佚，其具体内容已无从知晓，但由此亦可知推拿术在当时已经得到了人们相当的重视，推拿已成为药物治疗、针灸治疗之外救治病患的另一种选择。

东汉时期著名医学家张仲景在《金匮要略》中介绍了按压前胸抢救呼吸骤停病患的心脏复苏术和膏摩治疗术，这些都是中医推拿的最初应用。

现代医学认为，推拿主要是通过刺激末梢神经，促进血液、淋巴组织及组织间的代谢过程,以协调组织、器官间的功能,使机体的新陈代谢水平有所提高。如按揉足三里,推脾经可增加消化液的分泌功能。

从现代医学角度来看,推拿手法的机械刺激,通过将机械能转化为热能的综合作用,以提高局部组织的温度,促使毛细血管扩张,改善血液和淋巴循环,使血液黏滞性减低,降低周围血管阻力,减轻心脏负担,故可防治心血管疾病。

由于推拿能疏通经络,使血气周流,保持机体的阴阳平衡,所以接受推拿后患者可感到肌肉放松,关节灵活,精神振奋,消除疲劳,对保证身体健康有重要作用。

推拿的手法

推拿要施力于穴位,但除了认准穴位外,还要讲究力量的轻重、揉捏的次序、频率、以及方法等,这些都称为手法。手法正确才能起到预期的治疗效果,如果推拿不得法,甚至会损伤患者肌肉组织及骨骼。推拿手法主要包括下面几种。

按法。利用指尖或指掌,在患者身上适当部位,有节奏地一起一落按下,叫作按法。通常使用的有单手按法、双手按法。

摩法。摩就是抚摸的意思。用手指或手掌在患者身体的适当部位,给以柔软的抚摸,叫做摩法。摩法多配合按法和推法,有常用于上肢和肩端的单手摩法和常用于胸部的双手摩法两种。

推法。向前用力推动叫推法。临床常用的有单手和双手两种推摩方法。因为推与摩不能分开,推中已包括有摩,所以推摩常配合一起使用。像两臂、两腿等肌肉丰厚处,多用推摩。

拿法。用手把适当部位的皮肤,稍微用力拿起,叫做拿法。通常在腿部或肌肉丰厚处使用单手拿法。

揉法。用手贴着患者皮肤,做轻微的旋转的揉拿,叫做揉法。像太阳穴等面积小的地方,可用手指揉法,对于背部面积大的部位,可用手掌揉法。揉法具有消瘀去积、调和血行的作用,对于局部痛点,使用揉法十分合适。

捏法。在适当部位,用手指把皮肤和肌肉从面骨上捏起,叫做捏法。捏法和拿法有些类似的地方,但是拿法要用全力,捏法用力要轻些。捏法是按摩中常用的基本手法,它常常与揉法配合进行。

捏法能使皮肤、肌腱的活动能力加强,改善血液和淋巴循环。浅捏可祛风湿、化瘀血。深捏可治疗肌腱、关节囊内部及周围因风湿而引起的肌肉和关节疼痛。

颤法。颤法是一种震颤而抖动的按摩手法。将大拇指垂直地点在患者痛点,动作以迅速而短促、均匀为合适。颤法与动分不开,所以又叫它颤动手法。颤法又分为单指颤动法和双指颤动法两种。

打法。打法又叫叩击法。临床上多在按摩手术后配合进行。打法手劲要轻重有准,柔软而灵活。手法合适,才能给患者以轻松感。打法主要用的是双手,常用的手法有侧掌切击法、平掌拍击法、横拳叩击法和竖拳叩击法等。

推拿的适应病证

推拿适用于多种机体不适和病证,如扭伤、关节脱位、腰肌劳损、肌肉萎缩、偏头痛、前头后头痛、三叉神经痛、肋间神经痛、股神经痛、坐骨神经痛、腰背神经痛、四肢关节痛、颜面神经麻痹、颜面肌肉痉挛、排肠肌痉挛,因风湿引起的如肩、背、膝、腰等部位的肌肉疼痛,以及急性或慢性风湿性关节炎、关节滑囊肿痛和关节强直等症。其他如神经呕吐、消化不良症、习惯性便秘、胃下垂、慢性胃炎、失眠、遗精，以及妇女痛经与神经官能症等，都可以使用或配合使用推拿手法。

然而，不是一切疾病都可以使用推拿来治疗，各种急性传染病、急性骨髓炎、结核性关节炎、传染性皮肤病、皮肤湿疹、水火烫伤、皮肤溃疡、肿瘤，以及各种疮疡等症，皆不宜推拿治疗。此外，经期妇女，怀孕五个月以上的孕妇，急性腹膜炎、急性化脓性腹膜炎、急性阑尾炎患者，久病而过分虚弱的、素有严重心血管病的或高龄体弱的患者，都是不宜按摩的。

第三节 片木能教身清畅，小罐足益体温阳
——刮痧、拔罐及其他

🌀 刮痧的历史和疗效

电影《刮痧》里，爷爷给发烧的孙子刮痧，结果被不了解中国文化的美国人误以为虐待儿童，由此引发一场官司，原本幸福美满的家庭也四分五裂。这个悲剧无疑是由文化的差异和隔阂造成的。实际上，刮痧是一种疗效显著的中医传统疗法。它以中医理论为基础，通过使用器具刮拭皮肤相关部位而达到疏通经络、活血化瘀的目的，具有简便廉验、起效迅速的优点，是民间经常使用的外治方法之一。

刮痧历史悠久,现在已很难考证它确切的产生年代,元代危亦林的《世医得效方》中已有关于刮痧疗法的详细记载,但刮痧实际产生的时间定然远远早于此记载。

"痧"本是一类病证概括的名称,刮痧就是要将体内的痧毒通过刮拭排出体外,从而治愈痧证。如果患其他病证,刮痧后的皮肤也往往呈现暗红或暗青等类似于痧证的斑点,因此这一疗法就被统称为刮痧疗法。

刮痧治病虽然常为不了解的人所质疑,其实它是有一定科学道理和切实疗效的。用刮痧器具在皮肤上反复刮动,可以直接作用于肌肉,调节肌肉的舒张收缩,促进刮拭部位周围的局部血液循环,增加血液流量,达到活血化瘀的目的。

刮痧疗法用刮痧器具摩擦刮动皮肤,还会产生热量,使局部组织温度升高,高度充血,血管扩张,血液流动加速,从而达到疏通经络、舒筋理气的效果;同时,淋巴的循环也随之加快,运输及吞噬作用加强,促使体内的毒素、废物等加速排出,有效增强机体自身潜在的抗病能力和免疫机能的作用,从而达到防病治病的目的。

此外,刮痧时刮痧器具刮拭皮肤的外力作用还能使紧张痉挛的肌肉得以舒展,而且一定强度的持续刺激带来的疼痛感会提高局部组织的痛感阈限,从而消除肌肉紧张和疼痛。

刮痧的方法和适应病证

刮痧时多选用瓷质或金属质地、边缘圆钝的片状用具,其中古钱币是最为常用的刮痧工具,此外还有瓷调匙、圆纽扣、

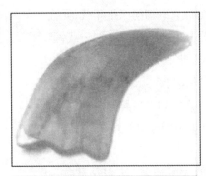

◎ 牛角刮痧板

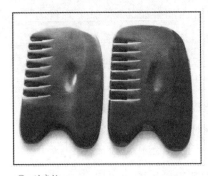

◎ 刮痧梳

竹片、水牛角片等,近年来已经出现刮痧板等专业工具。另需备少量食油、酒精、润肤剂等置于小碗内,以供蘸取。

刮痧时,患者一般采取卧姿,充分暴露胸背部。刮痧者手持刮具,一侧蘸取油或酒精,并将这一侧的边缘垂直紧压于患者待刮拭部位,保持45度至90度顺向刮动,力道以患者能够忍受为宜。刮拭顺序依次为颈部、肩部、背脊两侧部、胸胁部和膝弯处。刮痧时间一般为每个部位三至五分钟,连续刮至该处皮肤出现紫红色或暗红色的带状痕为止,但对于不出痧或痧少的患者,不可强求出痧。刮完后等三至五天,待痧退后再行第二次刮痧。明代郭志邃所著的《痧胀玉衡》一书详录多种刮痧手法,可资参看。

刮痧可治疗多种病证,如因感外邪引起的感冒发热、头痛咳嗽、呕吐腹泻、高温中暑,呼吸系统疾病、心脑血管疾病、胃肠炎,以及各种神经性疼痛、脏腑痉挛性疼痛等内科病证,因感风寒湿邪引起的各种软组织疼痛、各种骨关节疾病、肩周炎、腰肌劳损、肌肉痉挛、皮肤瘙痒症等外科病证,都可使用刮痧疗法。经常刮痧,可调整体内阴阳平衡、行气活血、增加免疫功能。

刮痧虽有较好疗效，但并不一定适用于所有人，心力衰竭、肾功能衰竭、全身重度浮肿者以及患肝硬化腹水者，忌刮痧；白血病患者和血小板较少的人需谨慎刮痧；皮肤溃烂、感染炎症或有肿瘤的部位，也不宜刮痧；孕妇刮痧则需避开腰、腹、骶等部位。

拔罐的历史和功效

拔罐，就是拔火罐，又可称为吸筒疗法。这是一种用杯罐等作为工具，利用热力排出其中空气，形成负压，使杯罐吸附于施治部位的皮肤，造成被拔部位的皮肤充血，达到治疗目的的疗法。

拔罐法从古代的"角法"演化而来。角法本来只是应用在外科痈肿方面，用挖空的兽角吸毒排脓，治疗疮疡脓肿。后来角法的治疗范围扩大到风寒痹痛、虚劳喘息、肺痨风湿等外感内伤疾患，使用工具的种类也逐渐增加，唐代已经使用竹筒火罐等。因易于掌握操作且效果明显，拔罐在历代民间都流传广泛。新中国成立后，随着方法改进，拔罐疗法有了新进展，火罐的质料和拔罐方法均有改进和发展，治疗范围也进一步扩大，还开始在其他国家和地区应用。

拔罐之所以能治病，是由于

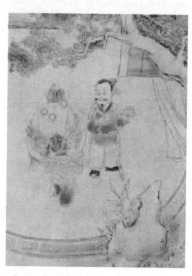

◎ 古代拔罐图

拔罐时罐与皮肤之间存在真空,在负压作用下,施治部位皮肤表面会溢出大量气泡,从而加强局部组织的气体交换;负压也使人体组织被吸引,造成高度充血、毛细血管破裂、红细胞破坏,产生瘀血溶血现象,从而发挥行气活血、消肿止痛之效。

由于拔罐还有热力刺激,故可影响周围肌肉及血管神经,促使血管扩张,促进局部血液循环,使新陈代谢更加旺盛,局部脏器机能及组织弹力增强,加快废物排出,有助于温经散寒、清热解毒;同时促进淋巴循环加快,吞噬作用也被激发得更为活跃,对疾病的抵抗力也因此增强,最终达到减轻或治愈疾病的目的。

拔罐的方法和适应病证

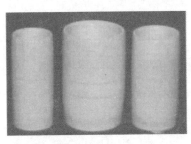

◎ 竹筒火罐

从早期角法所用的兽角发展到现在,火罐已有竹筒火罐、瓷质火罐、铜或铁罐、玻璃火罐、抽气罐等其他形式。

竹筒火罐是取用坚实成熟的竹筒逐节截断,一端留节作底,一端去节作口,再削去竹青部分,做成中段略粗、两端略细的圆柱形管子,保证口底平整、周身光滑。竹筒火罐有大、中、小三种形式,大口径的可用于面积较大的腰背臀等部位,小口径的可用在四肢关节部位。

瓷质火罐多是用白陶土烧制而成、略带黄色或褐色釉光的瓷质小罐,形状口圆肚大。瓷罐里外光滑,吸拔力大,但容易打破。农村喜用瓷质火罐,也常用茶杯、小口罐、小瓶、木碗等代替应用。

铜、铁罐用铜或铁皮制成,牢固耐用,不会破碎,但价格较贵,传热太快,易伤皮肤,目前已基本不用。

玻璃火罐是用玻璃烧制的,形状肚大口小,口边微厚,略向外翻。由于玻璃清晰透明,便于观察,易于掌握吸拔的程度,故使用广泛。

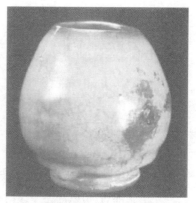

◎ 元代钧瓷拔火罐(陕西医史博物馆藏)

抽气罐用玻璃或透明塑料制成,形状类似青霉素注射液的小药瓶,但在瓶底处开口,瓶口处置活塞,便于抽气。使用抽气罐可根据病情需要掌握拔罐松紧,轻巧便携,且不需燃烧排气,但制作较为麻烦。抽气罐是今后火罐的发展应用方向。

拔罐的方法很多,按排气法分类有火罐、水罐、抽气罐,其中火罐又分投火法、闪火法、贴棉法、架火法;按拔罐形式分类有单罐、多罐、闪罐、留罐、推罐;按综合运用分类又有药罐、针罐、针药罐、刺络拔罐等。

投火法是用软质纸或酒精棉球点燃后投入罐内,之后立即将罐扣在应拔部位。闪火法须将软质纸或酒精棉球点燃伸进罐内,燃烧一会儿后取出,迅速将罐子

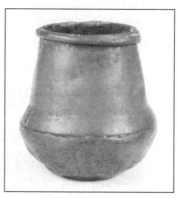

◎ 清代紫铜拔火罐(陕西医史博物馆藏)

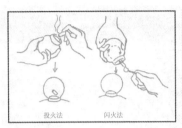

投火法　　闪火法

◎ 投火法与闪火法

扣在应拔部位。此法可避免灼伤皮肤。抽吸气法是将罐底安上抽吸气活塞，用注射针筒抽气或注气。这几种方法在临床中较为常用。

如果患部红肿胀痛，须排出瘀血或炎性渗出物时，可以用消毒的皮肤针刺破病灶处表皮，使之出血，然后再拔。火罐吸附于患部后，可以滞留一段时间，称为留罐；也可以将罐子自上向下反复拉动至皮肤潮红，这是推罐；或者握住罐子快速外拔并反复多次，即闪罐。

拔火罐时，要选择适当体位和肌肉丰满的部位，并根据所拔部位选择大小适宜的罐；烧的火不要太大，燃着物应放置得靠里些，以免烫伤皮肤；拔罐时间以五至十五分钟为宜，主要根据病人的感觉、罐子吸力的大小和患部肌肉的厚薄等决定；起罐时切忌硬拔硬拉，以免撕破皮肤，应一手拿住罐子，使其稍向一方倾斜，另一手用指沿罐口边肌肉向下按压，使皮肤和罐子间形成空隙，方便空气进入，吸力自然消失，罐子就可以取下了；之后应检查皮肤是否有水泡或烫伤，涂一些消炎药膏等防止化脓。

拔火罐治疗部分病证效果明显，但要注意选择所拔部位。像头痛、眩晕、一般感冒风寒等，只需在胸背臀腰等部位交替间歇拔罐，即可减轻症状。又如前额痛、偏头痛、背重、闷气不舒等，可拔在相应部位以缓解症状。拔在胸部、背部可治疗新旧咳嗽、气喘等。拔在上腹部则可治疗因受凉或饮食不当引起的腹痛、肠鸣、便泄等一般性胃肠障碍。至于风寒湿痹、四肢关节痛、瘀血脓肿等症，最适宜用火罐疗法，只需在相应部位拔罐即有奇佳效果。

拔火罐虽然简便易行、疗效显著,但并非对所有人都适用。患有皮肤过敏症状、剧烈抽搐症状、血友病的患者,以及全身枯瘦、皮肤失去弹性的人,都不宜使用火罐。

砭石的方法和功效

砭石,就是以石治病,用石制工具进行医疗保健。砭,即石针,是用石块磨制的尖石或石片制成的针具,是我国最为古老的医疗用具。早在石器时代就已产生,东汉前逐渐消失,至今失传已两千年。关于砭的记载最早出现在《黄帝内经》中,它和针、灸、药并称我国古代四大医术。砭还是针灸器具针的前身。

运用砭石治病的医术被称为砭术,后世多用金属或带刺的植物为针作为砭术工具。后来的针、灸、推拿、按摩以及刮痧,都借鉴了砭术。

砭石治病,就是用砭或后来的三棱针、小刀锋以及带有细刺的龙须草、灯心草等,在病变处轻轻砭刺,使之少量出血,以便蕴阻体内的邪热随血外泄,从而达到治愈疾病的目的。砭最初专门用来切开痈肿,或穿刺脓包,排除毒血脓水。后来,它还适用于治疗下肢丹毒急性发作,可使丹毒之高热迅速降温;对于红丝疔(急性淋巴管炎)、沙眼、睑缘炎等,亦操作简便,疗效显著。

需要注意的是,砭石疗法不适用于外科阴证、虚证及头面部丹毒,下肢丹毒砭刺时亦不可太深,以免伤及经络、血管。金属针或植物针使用前都要严格消毒,病变处及周围皮肤亦需于术前术后各自消毒。砭石用于治疗眼部疾病时,注意切

勿损伤眼球结膜、角膜；也不要过于损伤睑结膜，以免结疤太
大太深；也不能以手触及创面，以免感染发炎。

🌀 导引的方法和功效

导引是古代的一种养生术，相当于现在的气功或体育疗
法。修炼者调整形体，松弛身心，俯仰屈伸，活动关节，呼吸吐
纳，集中和运用意念，引导气血运行，以达到保健强身、防治疾
病和延年益寿的目的。

导引术源于上古，春秋战国时期甚为流行。后为道教承
袭，发展成为系统精密
的修炼方法。历代不乏
导引名家，三国时期的
名医华佗模拟虎、鹿、
熊、猿、鸟的动作，创制
了"五禽戏"，较为全面
地概括了导引疗法的特
点，推动了医疗体育和
保健运动的发展。晋代

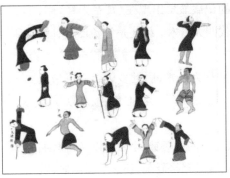

◎《导引图》（局部）(长沙马王堆三号汉墓出土)

葛洪，南朝梁代陶弘景，唐代司马承祯、孙思邈，宋代张君房
等，也都对导引术颇有研究，或自行创制，或撰书记载，丰富和
发展了这一养生保健方法。

导引术或无导引动作，作为一种静功自我疗法，主要靠存
想并配合一定的呼吸形式以安定精神、固培元气，从而收防治
疾病之效；或均为动功，借助一系列导引姿势，并配合闭气内
息功夫，使内气汇聚相应部位，从而祛邪治病；或将意念、存想
等静功和导引姿势等动功相联合，以此培育精、气、神，祛除病

邪,防病治病。不管属于哪种形式,导引术都需要和呼吸吐纳相配合,凝神静心,方能导引气血运行。

导引术是我国古代医学的主要治疗方法之一。它强调在松静自然、心态安和的状态下,集中意念,利用呼吸的调整,主动导引气血运行,是充分发挥和调动内在因素积极防病治病的方式,具有调养精神、通利关节、促进气血流通、调节和增强人体各部分机能、诱导和启发人体潜能、祛除疾病、增强体质的功效。同时,导引术不需要任何器材,对环境要求度不高,人人均可采用,可谓简便易行、疗效显著的医疗方式。

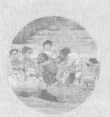

第四章

中医故事

第一节 不为良相，愿为良医

——文人与中医

　　中国古代有句话:不为名相,则为名医。也就是说,如果不能治理天下,那么就去治病救人。所以,很多文人都喜欢并精通医术,也乐意研究医术,或为人治病,或强身健体。不少文人都有和中医有关的故事流传下来,成为中医文化中一道独特的风景。

87

王羲之与鹅掌戏

　　晋代大书法家王羲之家中修建有两个水池,一个是书圣每日洗墨的墨池,还有一个就是饲养其心爱白鹅的鹅池。每当王羲之写累了,便放下笔,走到鹅池边去观鹅,看着洁白的鹅群在绿水中悠闲地划动着鲜红的鹅掌。久而久之,他不禁模仿起鹅群的动作来,并且编制了一套健身操,这套健身操包括鹅划水、觅食、行走、引颈向天歌等一系列动作,后世称此操为"鹅掌

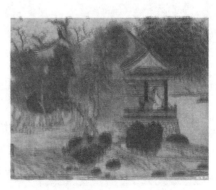

◎《王羲之观鹅图》（局部）

戏"。

"鹅掌戏"不仅可以活动四肢和躯干，长期练习还能增强体力，在训练臂力和腕力方面更是效果显著。王羲之将"鹅掌戏"与书法创作结合在一起，常年坚持，可以说，他笔走龙蛇的书法与这套自创的健身操是分不开的。

杜甫的"病历"

在中国文学史上，杜甫的诗有"诗史"之誉。从医学史和文献学的角度说，他叙述自己患病的诗句，给今人留下了一份难得的"诗体病历"。这些诗句既是诗圣的病史记录，同时又是中医药学史的补证资料，反映了唐代中国传统医学实在史况。

杜甫三十多岁即患上了风湿症，四肢麻木疼痛，关节难屈，长期的水上舟居生活，使这一疾病不断加重。到了晚年，行走便不得不"缓步仍须竹杖扶"了，在他的诗中，有诸多关

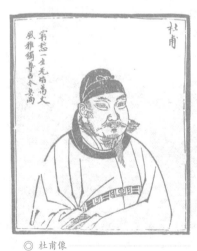

◎ 杜甫像

于风痹病的描写。在成都浣花草堂居住时，杜甫写了《驱竖子摘苍耳》一诗，诗云："卷耳况疗风，童儿且时摘。"苍耳又名卷耳，有发汗止痛、祛风除湿的作用。杜甫让儿子采来，蒸煮后服食以治疗风痹之疾。由于长年四处漂泊，风餐露宿，营养不良，杜甫的风痹症一直不愈，这给他带来了很大的痛苦。

此后，杜甫又患上了消渴疾，

即今天我们所说的糖尿病。杜甫在给诗人元稹的诗中说:"*我如长卿病,日夕思朝庭。肺枯渴太甚,漂泊公孙城。*"长卿即西汉文学家司马相如,他也患有消渴病。消渴病以肾、肺、胃三脏为中心,表现出多饮、多食、多尿、消瘦,或以尿浊、尿有甜味为特征。"*肺枯渴太甚*"一句,正是杜甫对自己患消渴病,肺燥多饮症状的叙述。

四十岁时,杜甫旅居长安。当时长安阴雨连绵,气候潮湿,蚊虫滋生,因此杜甫又染上了疟疾。在给高适的诗中,他写道:"*三年犹疟疾,一鬼不消亡。隔日搜脂髓,增寒抱雪霜。*"寥寥数笔,便将自己苦于疟疾的心境和症状描写了出来。直到晚年,疟疾仍折磨着这位怀才不遇的大诗人,他后期的诗中,仍可见"*疟疾终冬春*"的叙述。

杜甫晚期的诗歌中,屡屡言及自己的肺病,如"*肺病久衰翁*""*高秋疏肺气*"等,说明他已患了肺结核。五十六岁时,杜甫失聪。他在《耳聋》诗中说:"*眼复几时暗,耳从前月聋。*"临终前一年写的"*右臂偏枯半耳聋*""*老年花似雾中看*"等诗句,以及有关金篦刮眼术等记载,都显示出杜甫患有耳聋、白内障、肺结核等疾病,这些都是糖尿病的并发症。

柳宗元与《柳州救三死方》

元和十年,地处南方的边远小城柳州迎来了它的新任地方长官,从永州任上改贬柳州的著名诗人柳宗元。柳宗元在"永贞革新"失败后被贬到永州,在永州度过了十年的时光。如今又被贬到更加荒凉落后的柳州,诗人心中充满着愤懑与悲凉,而南方阴郁少阳的气候使诗人的情绪更加低落。

抑郁的精神状态加上水土不服,导致柳宗元很快就病倒了。为了治愈疾病,他开始向老百姓学习当地的医术。在学习和治病的过程中,柳宗元渐渐恢复了对生活的信心,决心利用刺史的有限权力,在柳州实行改革,为当地民众做些好事。

他严令禁止江湖巫医骗人,并通过发展文化卫生事业,来破除迷信落后的风俗。他亲自栽种仙灵脾、木屑花、苍术、白术等药材,并进行深入的研究,写下了《种仙灵脾》《种术》等诗歌来宣传它们的疗效。他还结合自己治病的切身经验,宣传推广治疔疮方、治霍乱盐汤方、治脚气方等验方,编成了著名的《柳州救三死方》。

治疗疮方

柳宗元刚到柳州的第二年就因为柳州潮湿的气候而患上了疔疮,疼痛难忍。后在当地一位壮族医生的治疗下,以蜣螂调制膏药外敷,收到药到病除的奇效。

治霍乱盐汤方

元和十一年,疾病又缠上了这位多难的诗人,这次是更加严重的霍乱。在他写给朋友韦珩的诗中,柳宗元叙述了霍乱的临床表现,还认识到诱发霍乱的是"噬毒",也就是吃了一种"毒",这在当时是对霍乱这种传染病最科学的认识。关于治疗霍乱行之有效的药方,柳宗元称之为"霍乱盐汤方",即将食盐溶于童子尿中,入口后再吐出。

治脚气方

南方之地向来极易感染脚气病,柳宗元到柳州的第三个年头又患上了严重的脚气病。他的病情很严重,夜半突然发作,接着昏迷了三天三夜。后采用荥阳人郑海美所传的杉木汤,病情缓解,服用三剂后,脚气病得到根治。

"不为良相,愿为良医"的范仲淹

在宋人吴曾的《能改斋漫录》里记载了这样一个故事:

有一次宋代名儒范仲淹到祠堂求签,问以后能否当宰相,签词表明不可以。他又求了一签,祈祷说:"如果不能当宰相,愿意当良医。"结果还是不行,于是他长叹说:"不能为百姓谋利造福,大丈夫还能做什么呢?"

后来,有人问他:"大丈夫立志当宰相,是理所当然的,您为什么又祈愿当良医呢?这是不是有点太卑微了?"

范仲淹回答说:"怎么会呢?有才学的大丈夫,固然期望能辅佐明君治理国家,造福天下,哪怕有一个百姓未

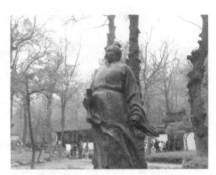

◎ 范仲淹塑像

能受惠,也好像是自己把他推入沟中一样。要普济万民,只有宰相能做到。现在签词说我当不了宰相,要实现利泽万民的心愿,莫过于当良医。如果真成为技艺高超的好医生,上可以疗君亲之疾,下可以救贫贱之厄,中能保身长全。身在民间而依旧能利泽苍生的,除了良医,再也没有其他了。"

庆历三年,范仲淹任参知政事,实现了他"为良相"的夙愿,开始进行大刀阔斧的改革,希望能普济万民。在当时,医

生人数很少且水平不高,因此医疗事故很多,范仲淹针对这种情况,在给朝廷的奏议中提出,由国家在首都举办高级医学讲习研究班。这种研究班设置医学基本理论、医疗、针灸、药学等科目的必修课程,并且规定学习年限与选试办法。这对于提高习医者的医学知识和诊疗技能,以及选用高水平的医生,都很有裨益。

但令人惋惜的是,范仲淹对国事提出的十条革新建议,全都遭到保守派的反对与攻击。不久,范仲淹的参知政事职务被罢免,国家高级医学讲习研究班也随之夭折。这不能不说是我国医学事业发展的重大损失。

苏轼与庞安常

北宋时期的文坛魁首苏轼对中医也颇有研究,并且有医论、医方存世,著名的《苏学士方》便是他收集的中医药方。后来人们把苏轼收集的医方、药方与沈括的《良方》合编成《苏沈良方》,至今仍存。

宋神宗元丰二年,苏轼因"乌台诗案"被控入狱,经过多方营救,才免去了灭顶之灾,元丰三年,他被贬到黄州。从这时开始苏轼与当时的名医庞安常结缘。苏轼谪居黄州后,买了块地,自己垦田躬耕,可能因为劳作不慎而致手臂受伤肿胀,在访医求治过程中,在麻桥这个地方结识了名医庞安常。庞安常是宋代著名的医学家,长于针灸,著有《伤寒总病论》等医学著作。苏轼也知医识药,两人一见如故,遂成莫逆。苏轼到庞家后,受到了热情接待,留住数日,经针灸治愈了臂疾。

元丰五年三月,病愈后的苏轼与庞安常相携,同游清泉寺,即兴写下了流传千古的《浣溪沙》一词:"山下兰芽短浸溪,松间沙路净无泥。萧萧暮雨子规啼。谁道人生无再少?门前流水尚能西!休将白发唱黄鸡。"这首词也是苏轼与庞安常友谊的见证。

苏辙疗疾用茯苓

在中国传统医学中,茯苓已有两千多年的药用历史了。在《神农本草经》中,茯苓被列为上品,有"久服安魂养神,不饥延年"的作用。茯苓性味甘平,归心脾肾经,以茯苓制成的食疗佳品甚多,有茯苓膏、茯苓糕、茯苓饼、茯苓馄饨、茯苓汤、茯苓粉、茯苓面条、茯苓包子、茯苓蒸鱼、茯苓蒸鸡、茯苓酒等。说起茯苓的药用功效,还有一个和唐宋八大家之一的苏辙有关的故事。

苏辙是苏东坡的弟弟,也是北宋著名的文学家。他年少时体弱多病,夏天因为脾胃弱而饮食不消,食欲不振;冬天则因为肺肾气虚而经常感冒、咳嗽。请了许多大夫,服了许多药物也未能根除。

过了而立之年,苏辙向别人学习养生之道,练习导引气功,并且经常服用茯苓,一年之后,多年的疾病竟然消失得无影无踪。从此,他便专心研究起中医中药来,并写下了《服茯苓赋并引》一文。文中写道:"服茯苓可以固形养气,延年而却老者。久服则能安魂魄而定心志,颜如处子,神止气定。"

陆放翁治病救人

◎ 陆游塑像

南宋淳熙二年，一场疫病在四川盆地流行开来，很多贫穷的百姓因无医无药而悲惨地死去，道路旁随处可见横陈的尸体，此情此景使时任成都府路安抚司参议的陆游悲痛万分。于是他拿出自己微薄的俸禄与仅有的家财，购买药材，并且亲手调制汤药，设药缸于街头，甚至还身携药囊，到处为人施药医疾。在他的救治下，很多百姓得以存活。

他在诗作中记录了自己在成都施药治病的经历："我游四方不得意，阳狂施药成都市，大瓢满储随所求，聊为疲民起憔悴"，"驴肩每带药囊行，村巷欣欣夹道迎。共说向来曾活我，生儿多以陆为名。"老百姓感戴陆游的救命之恩，生了儿子起名时多冠以陆字，以示纪念。

陆游不仅是一位伟大的爱国主义诗人，也是一位医术高明的医生，他对中医药有着非常深入的研究。陆游活到八十五岁高寿，直到晚年还能下地干活，上山砍柴，身板硬朗。三十多年的悬壶生涯中，陆游的养生之道主要有以下几条。

以元气为根本

陆游重视养气，认为养气是养生的根本。所谓养气即是培养固守元气。他在《杂感》一诗中写道："养生孰为本，元气不可亏。秋毫失固守,金丹亦奚为。所以古达人,一意坚自持。"陆游认为元气是身体的根本,人们应该守护元气,否则一旦元气受损,任何金丹妙药都于事无补。只要元气得保,便无病无灾。

陆游保守元气的秘诀是气功。"茅斋遥夜养心君,静处功夫自策勋""惺惺心光回自顾,绵绵踵息浩无声",以及"气住即存神,心安自保身"等诗句都说明了陆游对气功的重视。另外,他的诗作中经常出现的"坐忘""止观""养气""存神""踵息""龟息"等,说的都是气功。

畅心宽怀,顺应自然

在乡村的生活中,陆游没有劳形之案牍,没有乱心之纷争,唯以山野林泉为家,农夫村妇为邻,畅心宽怀,顺应自然。他自号"放翁",并且在诗中写道"放翁胸次谁能测,万里秋毫未足宽"。他认为只有恬淡虚无,减少私心杂念,才是养生的真谛。关于生老病死,陆游持达观的态度,他认识到人生的生老病死是自然界的客观规律,疾病是不可避免的,养生的目的不是为了长生,而是为了减少疾病,强身健体。

劳动和饮食

劳动也是陆游养生的重要方式,他的诗中经常出现他亲自下地劳动的场面,如"堪叹筋骨尤建在""夜半起饭牛,北斗垂大荒"。他不但从事农桑,还经常进行采药、烧饭、修葺房屋等体力劳动。

在饮食方面,陆游也严格要求自己,力主饮食清淡。他在诗中写道,"世人个个学长年,不悟长年在目前。我得宛丘平易法,只将食粥致神仙。"意思就是说,世上之人个个都想健康长寿,却不知道健康长寿的诀窍就在我们的日常生活中,那就是多喝粥,少荤腥。"紫驼之峰玄熊掌,不如饭豆羹芋魁","怡然气貌渐还婴,淡饭粗裘过此生",什么山珍海味、驼峰熊掌都赶不上豆羹山芋对健康的助益之功。

唐伯虎田螺救人命

晚明时期,号称"江南四大才子"之首的唐伯虎可谓诗、书、画俱佳,但他还有一个鲜为人知的绝技,那就是他的医术。据说唐伯虎医术高明,深谙药理,凭借他的聪明才智,治愈了许多疑难杂症。

一天,同为"江南四大才子"之一的祝允明邀请唐伯虎到家中小酌,两人饮酒正到高兴处,忽然从后院传来小孩的啼哭声,这时仆人来报,说小少爷腹痛加剧,因此啼哭。唐伯虎便问:"不知侄儿所患何病?"祝允明长叹一口气,答道:"伯虎兄,实不相瞒,三天前小儿腹胀如鼓,小便不利,请了好几位郎中诊治,药倒是吃了好几剂,就是不见效,不知伯虎兄可有妙方?"唐伯虎拈须思忖了片刻,说道:"可试试看。"祝允明赶紧吩咐下人取来笔墨纸砚,唐伯虎挥笔在纸上写下:"圆顶宝塔五六层,和尚出门慢步行;一把团扇半遮面,听见人来就关门。"写罢,他又说道:"将此物选大的备三个,与一枚葱白共捣碎成泥状,加盐少许,敷在侄儿的肚脐上,不出一日,便可痊愈。"祝允明接过药方来一看,原来是一首诗谜,心想:"这唐伯虎,什么时候了还不忘卖弄才学。"又默念了两遍后,才恍然大悟,当即吩咐下人说:"去市场上买些田螺回来,记住了,选大个的。"很快,田螺买回来了,祝允明照方炮制。果然不出一日,小儿小便通畅,腹胀全消。祝允明笑着对唐伯虎说:"只知伯虎兄文采风流,不知还有此回春妙术,这江南才子之首的称号,伯虎兄当之无愧啊!"

蒲松龄与医学科普

清代蒲松龄不仅长于写神鬼狐妖,且擅长岐黄之术,流传于世的医学科普著作有《药崇书》《伤寒药性赋》等专著。此外,他的通俗杂著和诗文中也对医学多有涉及,大大丰富了我国的医学宝库。

《药崇书》

《药崇书》成书于康熙四十五年,全书分为上、下两册,是蒲松龄收集、编纂的一本偏方、单方、验方集,共收二百五十八方,列病证二百零七种,分四十部。书中所收之方,大多来自当地民间行之有效的土方、单方、验方。另一部分则采录自《肘后方》《千金方》《外科正宗》《本草纲目》等古籍中适用于山村的一些小方。方中所用之药,多为日常生活中常见的蔬果,如大蒜、姜、黄瓜、韭菜、萝卜、枣叶、枣等,昂贵的药材概不收录。治疗之疾病也是乡村常见病、多发病、急症和重危症。该书栏目清楚,查阅方便,宛如现代的诊疗手册。

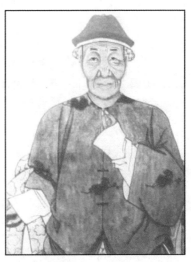

◎ 蒲松龄讲学图

蒲松龄在序言中说："疾病,人之所时有也。山村之中,不惟无处可以问医,并无处可以市药。集思偏方,以备相邻之急。"收方的原则是"不取长方,不录贵药,检方后立遣村童,可以携取"。从这里不难看出,作者深知人民罹患疾病之苦,洞晓群众问医求药之难,从而辑录成这部既方便又实用的大众医学手册。

《伤寒药性赋》

《伤寒药性赋》是注解《伤寒论》的一篇赋文。它以乡村庶民百姓为主要阅读对象,通俗易懂,句短字少,节奏明快,便于记诵,是一篇医学科普大作。

在这篇赋文中,作者采用韵文赋体形式,概括地介绍了《伤寒论》中的两百余方剂和八十多味中药的药性知识。对每个方剂和每味中药,从药理、药性和治疗等方面作了注解,文字简明扼要,为初学者的理解记忆创造了条件。

《疾病》

《疾病》篇是蒲松龄编写的《日用俗字》中的第十九章,写成于康熙四十三年,目的是向广大乡民普及医学知识。《疾病》篇为七言歌诀,共五十二句,虽然只有三百六十四字,但内容十分丰富。开头提出"人生疾病有多般",接着叙述了七十多种疾病,以及有关的防治知识,其范围涉及内、外、妇、儿、五官、皮肤等多科,内容包括了病名释义、症状描述、治疗方法和治验总结等。

《草木传》

《草木传》又名《草木春秋》《药性梆子腔》,是一部用拟人化的手法撰写的宣传中药知识的戏剧。全剧十回,约两万七千字,剧情跌宕起伏,人物个性突出,想象丰富奇特,把六百余味中药的药性、功用、相使、相反等形象地作了不同程度的介绍。这种利用戏剧艺术普及医药知识的形式,不能不说是我国古代医学科普的一个创举。

剧中的主人公是甘草,传说中的中医鼻祖神农是剧中的"皇帝"。全剧围绕着甘草这个人格化的主要形象,各味中药根据其药名、药性分别被赋予不同的性格,通过剧中人物的动作、对白、唱段,塑造了各具特色的中药人物群像。如甘草具有和诸药、解百毒、补益中气之用,作者就把它塑造成一位淳朴、刚直的国老形象;草决明具有平肝、清热、明目之用,作者便安排他为善卜周易、兼治眼疾的算命先生。在剧本中,作者以丰富的想象力,将药性、药理巧妙地融会到剧情中去。《草木传》既宣传介绍了药学知识,又使人们欣赏了文学艺术。

曹雪芹名中藏玄机

《红楼梦》的作者是清代的曹雪芹,他有三个号:雪芹、芹圃、芹溪,都有"芹"字。这绝不是因为他江郎才尽,想不出更好的名字,而是缘于他对一种叫做"水芹"的植物的钟爱,也因水芹治好了不少疑难病证。

相传曹家被抄后,曹雪芹开始了漫长的"举家食粥酒常赊"的穷苦生活。酒馆里有个年过半百的老伙计叫马青,见曹雪芹满腹学问,便不时地接济他。久而久之,两人成了推心置腹的好朋友。

有一回曹雪芹一连三天未见马青露面,一打听才知马青病得不轻,便跑到马青家看望。一进家门却见马青躺在炕上呻吟,见到挚友这般境况,曹雪芹心中十分难受。他走近炕前,为马青号了号脉,随即便跑到村头的池塘边,割下一把野生的水芹,熬成汤,喂马青服下。此后三天,曹雪芹日日到马青家中,为病友熬水芹汤。三天后,马青竟在未服用其他药物的情况下完全恢复了健康。

从此,曹雪芹名声大振,前来求医的村民络绎不绝。他也因此就地取材,以水芹和从山中采来的草药为主,为当地百姓治病,分文不收。为了表达自己为民治病的志向,他便自号"雪芹",以后又起了"芹圃""芹溪"两个号,以表达矢志为民医治疾病的心愿。

第二节 登彼九嶷历玉门,寿如南山不忘愆
——帝王与中医

在古代,帝王也是食五谷而生,难免有病,也常与医家打交道。一些帝王不甘心人生短暂,往往对医术抱有不太实际的期望。不管出于何种动机,古代帝王对中医的发展一般是持积极态度的,是有贡献的。我们这里讲几位帝王与中医药的小故事。

曹操的长寿之道

曹操是三国时期杰出的政治家、军事家和文学家，他一生征战南北，克袁绍，平乌桓，战功赫赫，是一位文武兼备的风云人物。他的儿子曹丕称帝后，追封他为魏武帝。曹操享年六十六岁，在人多短寿的乱世，实属不易。而这与曹操注意保健强身，养生有道是分不开的。

曹操认识到人的生命是有限的，他在《秋胡行》中发出了"天地何长久，人道居之短"的呼声。但是曹操认为人的寿命不是全然听天由命的，通过适当的调养也可以延长人的寿命。他重视精气，在《陌上桑》中写道："驾虹霓，乘赤云，登彼九嶷历玉门。济天汉，至昆仑，见西王母谒东君。交赤松，及羡门，受要秘道爱精神。食芝英，饮醴泉，杖桂枝，佩秋兰。绝人事，游浑元，若疾风游飘翩。景未移，行数千，寿如南山不忘愆。"他要学习赤松子和羡门子高深的神仙之道，爱护自己的精神，同时服食菊花、灵芝之类的药物，达到健康长寿的目的。

史载曹操年轻时就注意锻炼身体，常以"蹴鞠为学"，"蹴鞠"就是我们现在所说的足球。另外，武术也是他健身的一种方式。到晚年曹操注意习练气功，认为咽下津液能够保持元气，使人长寿；他还认为清净淡泊，抛却嗜欲，闭门静坐，排除杂念，清心寡欲，能使自己的精力与自然之气结合。

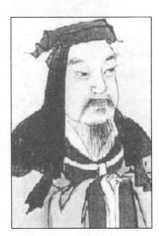

◎ 曹操像

武则天的驻颜秘方

武则天十四岁进宫,成为唐太宗李世民身边的才人,得到唐太宗的宠爱。唐太宗驾崩后,一度出家为尼,后来又奇迹般地重返宫廷,成为唐太宗之子唐高宗李治的昭仪,后又成为母仪天下的皇后。但是武则天的野心不止于此,她挑战了整个男权社会与一千多年的封建传统,成为中国历史上唯一一位登基称帝的女皇。

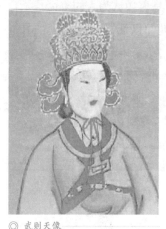

◎ 武则天像

武则天的成功,不仅与她坚毅、果敢的性格和出色的政治头脑分不开,也因她有着惊人的美貌。据说八十岁的武则天依然容颜姣好,《新唐书》中说她"虽春秋高,善自涂泽,左右不悟其衰"。这位传奇女性到底采用了怎么样的驻颜之术,使她保持容颜不衰、青春永在呢? 在她逝世之后,武则天的驻颜秘方公之于世,这一切都与一种神奇的草药有关,这种草药就是益母草。

益母草是中医临床常用的一味活血调经的妇科良药,但武则天不是用它来治疗妇科病,而是把它作为美容之方。据《本草纲目》记载,在农历五月初五端午节这一天,收取益母草全株,用清水洗净,控干水分,切细,烘干或晒干,研磨成细粉,加入适量面粉和水,调和成鸡蛋大小的团药,然后用黄泥炉子蒸,上层和底层铺碳,中间罩药,大火烧约一顿饭的时间,接着用文火煨一昼夜的时间,再将药取出,研磨成粉。每三百克药粉中加入滑石粉三十克、胭脂三克放入瓷瓶器皿中以备用。每日早晚用此粉加入温开水洗手、洗脸，或用于洗澡，便能使玉颜红润，消斑去皱，有除面黑之功效。

武则天正是靠着益母草神奇的美容功效，长期保持细腻娇嫩的肌肤、青春润泽的容颜。益母草也成为唐代以后历代皇后美容养颜的秘方。

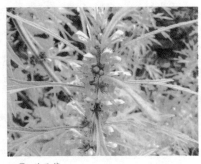

◎ 益母草

宋英宗诈病争权

北宋时，英宗皇帝得了一种怪病，突然间行为失常，胡言乱语，号呼狂走，不能成礼，吓坏了朝廷内外。太后及众臣召集宫中御医会诊，遍采古今名药偏方，结果就是如医顽石，毫无效果。

一位细心的太医仔细察看英宗的病情后，心生疑虑，因为这位年轻的皇上看起来行为失常，如疯如癫，而脉象却很正常，不像有什么病，难道另有缘故不成？他又观察了几日，发现皇上发病总是在众人之前，尤其是曹太后在场时，皇上的病证便加剧。

这位太医悟出了皇上的病因。原来这位年轻有为的皇上登基之初，勤于政事，将国事料理得井井有条，奖惩分明，朝人称之为明君，只是重大决策和朝政，必须得到摄政的曹太后的同意。加之英宗并不是曹太后所出，直到二十九岁时才被立为太子，即位后大权始终掌握在曹太后之手。英宗越来越受不了太后的掣肘，感到这个皇帝当得名不副实，于是就装病吓人，想借此以施加压力，从太后手中夺回皇权。

太医摸透了英宗诈病的底细，就晋见太后，说道："太后，皇上的病，臣能治好，不过，臣斗胆有一个请求，恳请太后定要依臣的处方抓药。"曹太后说道："爱卿，只要能治好皇上的病，什么请求我都答应。"于是，这位太医提笔开了处方，方子仅有两字——"还政"。太后一看处方，贤明的她一下子就明白了英宗的病根，连连说道："妙方，妙方！真是一剂泻补相济的妙方啊！"太后于是还政于英宗，这样，皇帝的病也好了，一场朝廷风波就此平息。

宋孝宗食蟹致痢

宋孝宗曾患痢疾，太医用了古方名剂无数，也没能止泻。太医总管因此多次被斥责，面临着被罢官的危险。不得已，总管德寿行走江湖，寻觅名医偏方。

一日，他经过青宫寺庙，见到附近有一个小药铺，就进去询问能否治痢疾。药铺掌柜是一位隐姓埋名的江湖郎中，答道："可以出诊治疗。"于是总管请他入宫。郎中进宫后，仔细询问皇上的饮食起居及偏好，得知宋孝宗喜食海鲜，不久前有人进贡了一批鲜活的胡蟹，皇上十分喜欢，每顿都饱餐胡蟹。郎中再诊皇上脉象，说："鲜蟹性冷，食多致冷痢。"原来是食蟹过多，导致痢疾。遂进献一单方，即选用新鲜荷藕，用金杵臼细细捣汁，滤其藕汁，用热酒调和，数服果然有效。太医院总管大喜，就以金杵臼赠之，并授以官职。

朱元璋与药引子

英文中有一词叫做"placebo",中文翻译过来叫做安慰剂。顾名思义,安慰剂实际上就是对疾病并没有任何效果,却由医生开处方给病患服用的东西。

奇怪的是,在患者毫不知情的前提下,这种没有药效的安慰剂常常能够起到意想不到的效果。安慰剂其实就是医生根据病患的求治心理和对药物的信赖所设计的一种善意的"小把戏"。其实这种"小把戏"流传甚久,在明朝洪武年间发生的一件事中,就能看到安慰剂的影子,不过那时它叫"药引子"。

一次,明太祖朱元璋的发妻皇后马氏得了重病,御医百般诊治,开了不少方子,均不见效。朱元璋心急如焚,下旨遍请天下名医给马皇后治病。没过多久,一个大臣得知浙江萧山有个叫楼英的郎中,医术高明,有起死回生之术,人称"神仙太公"。于是朱元璋下旨,召楼英进京给马皇后看病。楼英接到圣旨,不敢违命于圣上,连忙来到京城。一入宫,顾不得旅途劳累,先去拜见太医院的太医,打听马皇后的病情及其所服之药。楼英拿过药方一看,上面都是些人参、灵芝、鹿茸之类的名贵药物,不禁惴惴不安,心想:"这些个救命的药都悉数用上了,看来皇后娘娘病得不轻啊!"

第二天,楼英跟着太监来到马皇后的病榻前,小心仔细地检查一番,心里悬着的石头总算落了地。原来,马皇后看着脸色青黄,得的却不是什么疑难杂症,只不过是多食引起的脾胃不和,痰浊阴滞而已。只要用大黄、莱菔子这类极普通的药就可以治愈。但此时楼英却有些糊涂了,心想:"这么个小病,太医院里那么多御医,怎么会束手无策呢?"想到这,他又将在太医院看过的药方拿过来,仔细斟酌起来。突然他恍然大悟,皇后是千金之躯,若是用些低廉药材,治好了病倒也罢了,万一有个什么闪失,必是药石无力,追究下来,定将满门抄斩,大祸临头,难怪御医们一个个闪烁其词。领悟了其中的利害,楼英左思右想,也不敢贸然下笔了。

就在他心为难时,外面的太监高声喊道:"皇上驾到!"楼英急忙放下笔跪在一边。朱元璋走了进来,直奔马皇后病榻。楼英哪见过皇帝,心下好奇,不由偷眼望去,却猛地看见朱元璋皇袍上的一块玉佩晶莹剔透,闪闪发光,心中不禁一动:"我何不用玉佩作药引子抬高身份。"想到这里,楼英心里安稳多了,提笔写道:"莱菔子三钱,皇上随身玉佩作药引子。"

朱元璋看了,马上解下玉佩,连同药方一起递给太监,吩咐即刻配药煎药。一会儿,太监将药抓来煎好,服侍马皇后服下。当晚马皇后腹内咕噜作响,大便通畅,安安稳稳地睡了一夜。第二天,楼英只让马皇后吃少量的淡粥素菜。几天以后,马皇后便病体痊愈,行动如初了。

朱元璋心中大喜,亲召楼英说:"爱卿医术高明,果然名不虚传,今后就留在太医院任职吧。"楼英不敢违旨,只好留在太医院里,借此机会,他通读了太医院的皇家珍藏药典,著书立说,医术更加精妙。

康熙与地黄汤

康熙是清代有名的明君,学识渊博,于学无所不窥,对中医亦有一定的造诣。据《庭训格言》记载,他自幼读过很多的医书,许多都能烂熟于心。此外他也很留心西方医学,亦有较深的认识,有时他还把中西医对比加以讨论研究。

康熙在政余常常为臣下看病处方,自己也常以医者自居,听到臣属有病,不是从医学上加以指点,就是赐药,甚至代为拟方。在这时期的奏折中,经常可以看到臣子们谢他处方、赐药,身体得以康复之类的言辞,同时,也为我们保存了康熙治病的医案医话史料。

康熙四十九年,曹雪芹的祖父江宁织造曹寅患疥在床,两月不渝,病势危笃。康熙知道后,赐方六味地黄汤。曹寅病愈后,上表谢恩。康熙回复道:"唯疥不宜服药。倘毒入体,后来恐成大麻风。证出海水之外,千方不能治。小心,小心!"后来康熙又建议曹寅"土茯苓可以代茶,常常吃去亦好"。

其实六味地黄汤不是治疗疥病的,但康熙此次治疗妙就妙在审病求因上。他深知曹寅身体有阴虚之候,地黄汤实属治本之法。曹寅身体不虚之后,又再利用利湿、祛风、解毒的土茯苓代茶饮,并嘱咐其要戒欲自爱。

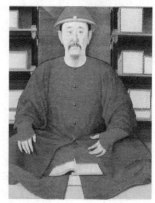

◎ 康熙像

❧ 孙中山与中医

　　为中国民主革命奋斗终生的孙中山,曾任民国大总统,他不仅是一位伟大的革命导师,也是一位医术高明的医生。孙先生 1894 年毕业于香港西医书院,开始在澳门、广州行医,尤以外科和治肺部疾病为长,在澳门开设中西药局时,对贫病无资者免费诊病,故名声很大,享誉很高。但是孙先生对祖国医学抱有成见,认为中医是一种没有科学根据的迷信行为。他晚年病重时曾有人推荐当时的名医葛廉夫为他诊病,他说"余平生有癖,不服中药",弃中药方不用。

　　1925 年 1 月 26 日,中山先生在北京协和医院做手术,医生打开他的胸腔后发现肝脏已完全僵硬,属于肝癌晚期,已无手术机会。同年 2 月 18 日,经人建议请了北京名中医陆仲安,诊病后开了方药一剂。在人们的劝说下,孙中山先生终于开始服用中药。服药后,先生的精神开始好转,虽然中药并没有治愈先生的肝癌,却延长了中山先生生命最后的时光。

　　孙先生一生中接受了中医的两次诊察,服了一剂中药。在他病逝前的八天里,人参汤日日濡唇,想必这时的中山先生对祖国的医学应该有了新的认识。

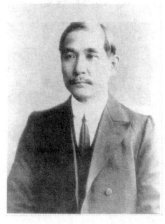

◎ 孙中山

第三节 方外之人，济世之心
——僧道与中医

古代僧道为救世需要，往往研习中医。这些方外医家由于心无旁骛，动机单纯，往往能有所成就。尤其是道教徒，在修炼内丹或外丹的过程中，对身体或药物有着更为深刻的理解，从而对中医有着特殊的贡献。

🌀 葛洪与传染病

古时候人们将传染病叫做"天刑"，认为是天降的灾祸，是鬼神作怪。到了晋代，道教徒葛洪开始系统研究传染病，他认为传染病不是鬼神引起的，而是中了外界的疠气。我们都知道，急性传染病是微生物，包括原虫、细菌、立克次氏小体和病毒等引起的。这些微生物起码要放大几百倍才能见到，古代中国还没有发明显微镜，当然不知道有细菌的存在。葛洪能够排除迷信，指出传染病是外界的物质引起的，这种见解已经很了不起了。

在他的医学名著《肘后备

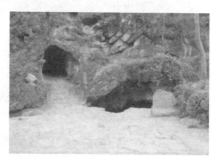

◎ 葛洪炼丹洞

急方》中记录了多种急性传染病的发病证状、疗治方法及致病原因,对传染病的预防和治疗产生了极大影响。

"尸注"——结核病

葛洪在《肘后备急方》中,记述了一种叫"尸注"的病,说患这种病的人会传染。染上这种病的人说不清自己到底哪儿不舒服,只觉得浑身发热怕冷,容易疲乏,精神恍惚,身体一天天消瘦,时间长了还会丧命。

葛洪描述的这种病,就是现在我们所说的结核病。结核菌能使人身上的许多器官致病。肺结核、骨关节结核、脑膜结核、肠和腹膜结核等都是结核菌引起的。葛洪也因此成为我国最早观察和记载结核病的医药学家。

狂犬病

葛洪的《肘后备急方》中还记载了一种狗咬人引起的病证,就是我们现在所说的狂犬病。患上这种病的病患十分痛苦,受不得一点刺激,只要听见一点声音,就会抽搐痉挛,甚至听到倒水的响声也会抽风,所以狂犬病又被叫作"恐水病"。古时候,这种病是无药可救的绝症。

葛洪想尽各种办法来治疗狂犬病,最后想到古人以毒攻毒的治病之法。他想,疯狗咬人,一定是狗嘴里有毒物,从伤口侵入人体,使人中了毒,那么能不能用疯狗身上的毒物来治这种病呢?他把疯狗捕来杀死,取出脑子,敷在狂犬病人的伤口上。果然,有的人没有再发病,有的人虽然发了病,但症状也很轻。

葛洪用的方法是有科学道理的,是免疫学思想的萌芽。葛洪对狂犬病采取的预防措施,也称得上是免疫学的先驱。

欧洲的免疫学是从法国的巴斯德开始的。他用人工的方法使兔子得疯狗病，然后把病兔的脑髓取出来制成针剂，用来预防和治疗疯狗病，在原理上与葛洪的做法基本上一致。当然，巴斯德的工作方法应该更加科学，但是比葛洪晚了一千多年。

天花

葛洪在《肘后备急方》里写道：有一年发生了一种奇怪的流行病，病人浑身起疱疮，起初是些小红点，不久就变成白色的脓疱，很容易被碰破。如果不好好治疗，疱疮一边长一边溃烂，人还要发高烧，十个有九个治不好，就算侥幸治好了，皮肤上也会留下一个个的小瘢。小瘢初起发黑，一年以后才变得和皮肤一样颜色。

葛洪描写的这种奇怪的流行病，正是后来所说的天花，《肘后备急方》中的记载应该是世界上关于天花的最早记录。而西方的医学家认为最早记载天花的是阿拉伯医生雷撒斯，其实葛洪生活的时代，比雷撒斯早了五百多年。

恙虫病

我们现在已经知道，恙虫病的病原体是沙虱毒，沙虱是一种比细菌还小的微生物，它充当了这种疾病的媒介。沙虱螫人吸血的时候就把病毒注入人体，使人得病发热。沙虱生长在南方，据调查，恙虫病只在我国广东、福建一带流行，在其他地方则极为罕见，而葛洪是通过艰苦的实践，才获得有关这种病的信息。

酷爱炼丹的葛洪曾在广东的罗浮山里住了很久，这一带的深山草地里就有沙虱。沙虱比小米粒还小，不仔细观察根本发现不了。葛洪不但发现了沙虱,还研究出它是传染疾病的媒介,并将它记载了下来。他的记载比美国医生帕姆在1878 年对"沙虱毒"的记载,早了一千五百多年。

于法开巧治疑难症

晋代僧人于法开精通医术,《世说新语》《晋书》等典籍中都记载过他行医治病的故事。

一日,于法开求宿于一户人家,恰好赶上这户人家的主妇难产,几天过去了,孩子仍然没有生下来,性命悬于一线。主人见到于法开一副得道高僧的模样,赶紧将于法开迎进家中。慈悲为怀的于法开当即吩咐主人宰羊,将羊肉切成块,放在大锅里煮。羊肉煮熟后,让产妇吃下多块,然后以针刺之,不一会孩子就呱呱坠地了。

《世说新语·术解篇》中记载了于法开为当时的名士郗愔治病的故事:郗愔非常信奉道教,对道教的养生之术无不勤勉奉行。但是郗愔却经常感到肠胃不舒服,肚子里经常传出奇怪的声音,看了许多大夫都没有治好。一日,他听朋友说起僧人于法开医术十分高明,便差仆人去接请。于法开来后,诊了诊脉说:"先生你所患的病,是过分修行造成的。"说完挥笔写下了一个方子。郗愔赶紧叫人将药抓了来,熬制成一碗汤剂。喝下后,肚里马上起了反应,顿时大泻,排出了好几段拳头大小的纸团,剖开来一看,竟是先前吞下去的符。

鉴真与天台乌药

天台乌药是乌药中的上品,历代本草典籍中记载:"乌药,以产天台者为胜,故称天台乌药或台乌药。"天台乌药色白、质嫩、气芳香,品质居全国之最,而天台乌药的历史更是源远流长,从周至今,跨越了两千多年的时空,是中药史上一颗璀璨的明珠。这种神奇的药材还曾治愈了日本光明皇太后的痼疾,这个故事得从唐代高僧鉴真的第四次东渡说起。

公元744年,鉴真率弟子祥彦、荣睿、普照等三十余人第四次东渡,前三次东渡不是木船被风浪击毁,就是遭僧众的阻拦或官府的禁止,都以失败告终。但鉴真没有放弃希望,他不断总结失败的原因,改变东渡的路线。这一次,他打算从明州即今天的宁波出发,经奉化、宁海等地出海。这年冬天,他来到了天台山国清寺,正值黄昏,大雪纷飞,这座隋代古刹在冰雪中显得格外的庄严,于是鉴真一行人在寺中住了下来。

在寺中小住期间,鉴真不仅受赠了天台宗经典,还获得了十一种名贵药品和五十九种中草药,天台乌药就在其中。虽然这次东渡在黄岩受官府所阻仍未成行,但是不能说一无所获。十年后鉴真第六次东渡成功,来到了日本,他一边弘扬佛法,一边为日本民众行善,受到了日本人民的尊敬。鉴真还把中国先进的医术带到了日本。这时的鉴真虽然双目失明,但用药却依然准确无误。

当时日本光明皇太后得了一种经年不愈的怪病,遍寻天下名医

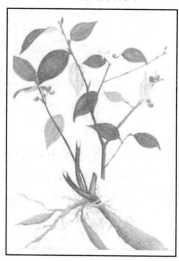

◎ 天台乌药

◎ 鉴真塑像

奇药,久治不愈。朝臣们听说从东土大唐来了一位佛法深湛、医术高明的高僧,赶紧上门拜访,恳请鉴真为皇太后治病。鉴真为皇太后诊病后,开了两纸方子,一张方子上只是一些普通的药物,而另一张写着"天台乌药,煎汤服用",然后他从随身携带的药囊中取出一种白色的散发着淡香的草药,这就是鉴真从天台山得到的天台乌药。皇太后服药后很快就感到身体轻快了许多,连服几剂,经年不愈之病竟全好了,日本皇室大喜,称鉴真为"神农"。自此,天台乌药被誉为"长生不老药",美名广为传播。

第四节 且将岐黄术,写入丹青中
——绘画中的中医

在古代,由于中医与人们的生活紧密地联系在一起,所以也就成了文学和绘画艺术所描绘的对象之一。诗文中的中医,我们在本章第一节中已经提及,本节主要介绍古代绘画中的中医形象,这些形象更为直观地再现了古代中医文化。

武氏墓画多岐黄

武氏墓群是东汉任城武家墓地的总称,位于今山东省嘉祥县城南三十里的紫云山北麓。当时的任城武氏是东汉的一个地方官僚家族,武氏墓群于公元147年至170年间建成,迄今已有一千八百年历史,现属全国重点保护文物。

武氏墓群发现汉画像石四十四块,绘有医学传说与生活卫生的有十四块,其中医学神话有八块,反映饮食卫生的有五块,描绘除害防病的有一块。

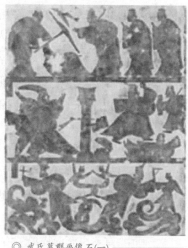

◎ 武氏墓群画像石(一)

其中一幅绘有长有羽翼的西王母,左右有羽人、双人首怪兽等,最左端一人为扁鹊。扁鹊手执针砭,正给一跪地之人做针灸治疗。这是神化扁鹊行医活动的描绘,可见早在汉代人们已把这位古代名医推到了神的位置上。

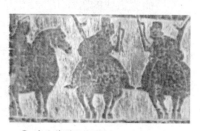

◎ 武氏墓群画像石(二)

另有一幅庖厨汲水炊饭图,画中左方一人跪在灶前躬身烧火,灶前置一甑一釜,灶上置斜

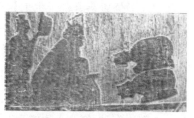

◎ 武氏墓群画像石(三)

烟囱,上面挂着猪头、猪肘、鱼、剥好的兔和鸡等。右方一人跪地,用盆洗刷,他的右方有一口井,一男一女正用桔槔汲水。这是死者生前的膳房一角,无论是备炊鱼肉之丰,还是洗刷之讲究,都充分体现了死者生前重视营养和注意饮食卫生。

还有一幅画中刻有一人,因被蛇咬而倒地,以示蛇可以伤人;两旁各来一人相救,右者执斧,左者持锤,击向蛇头,示人与蛇相斗。其实这是一幅很好的除害防病的宣传画,用蛇咬伤人的事例来说明:人若不除害虫,害虫就会伤人。

敦煌古医迹

敦煌莫高窟是世界上现存规模最大、保存最完好的佛教艺术宝库,窟内五万多平方米的壁画是我国的珍宝。这些壁画中,有不少画面描绘了古代医药卫生的情况,为我们考证和研究古代的医疗卫生提供了文学之外更加形象的资料。

莫高窟北周第二百九十六窟的《福田经变》图中有一幅一千多年前的诊断图:患者在两个家人的搀扶下半躺着,下半身盖着护巾,一位老医生一手扶拐,一手为病人诊脉。两个家属头略前倾,以期待的目光看着医者,其中既有对医生的信任,也有对病人的担心;老医生神态静默,正全神贯注地把脉,探寻病源。这个画面与我们今天的中医诊病极为相似。

盛唐第二百一十七窟有一幅壁画描绘了抢救患儿的场面:母亲抱着得了急病的孩子,如痴如呆地望着他,心痛万分,一旁守着的老妇人,面带焦急;侍女双眉半舒半蹙,扶着一位年高执杖的老医生从院中走来;医者表现出了抢救患儿的急迫,边大步赶来边望着患儿,准备救治。整个画面动中有静,静中有动,每个人物的心理活动刻画得恰到好处。

🌀《清明上河图》看汴医

《清明上河图》是北宋名画家张择端的巨幅长卷,也是我国绘画史上的一颗明珠。画中展现的是北宋京都汴梁的繁华景象,作者取材极广,把当时各行各业尽收画中,可谓包罗万象,无所不有。其中的药店诊所的规模足以印证北宋医学的发展水平。

小儿设专科始于唐而盛于宋,画家没有忽略这一时代特点,在画中出现的三处诊所中,小儿诊所就占了两处。其一在门前高悬的竹编挑子上,书着"专治小儿科"五个大字,堂内坐着一位医生,旁边有一人正领着孩子去求诊;另一诊所的门首也挂着"小儿科"的招牌,一些人站在那儿向里观看。

第三处诊所,门前竖的牌子上写着"专门接骨"的字样。唐之前无外科、伤科之分,到宋代,外科、伤科才开始有了分科。图中的骨伤科诊所就是证明。图中,两个头戴斗笠的人徘徊在诊所门前,其中一人正欲入内求治。

《清明上河图》中还绘有一处药房,匾牌上写着"本堂法制应症煎剂"以招徕顾客。卖药处以柜台将买药人与卖药人隔开,现代中药店堂的柜台形式很可能就是从宋代那儿承袭而来。当时的药铺不仅看病卖药,还为病家代煎中药,这样确实方便了病人。

🌀《艾灸图》

《艾灸图》是宋代画家李晞古所作,取材于村医为老翁治病的故事。在一个农家小院里,一株大树枝繁叶茂,树后房舍隐隐,树下一位老者被家人扶持着接受治疗,其痛苦之状跃然纸上。医者正持艾条为病人进行灸治,所绘人物各具神态,栩栩如生。

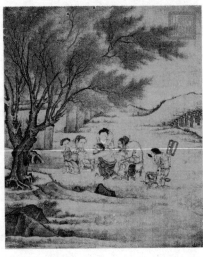

《艾灸图》是我国存世最早的以医事为题材的绘画之一。作品真实地记录了当时农家患病的医治情况,图中没有绘诊脉服药,而是绘了艾灸,这是符合农家实际的。因为艾灸有方便、价廉的特点,能减轻病家的经济负担,自然就成了农村治病的主要手段。

◎ 《艾灸图》

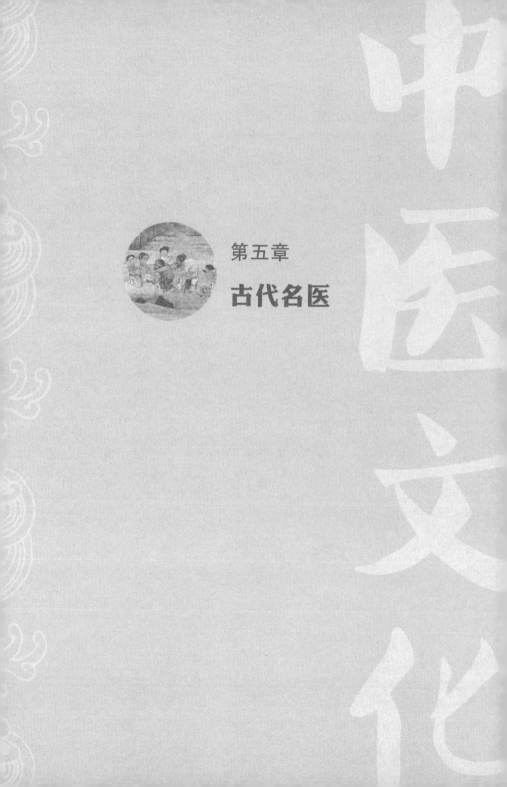

第五章

古代名医

中医源远流长，博大精深，在漫长的历史中护佑着一代代华夏子孙，且泽被邻国，有着非凡的成就。在中医文化中，那些有名或无名的医学家，以出色的胆识探索试验，以高超的医术救死扶伤，以高尚的医德悬壶济世，赢得了人们的尊敬。

中国古人有"不成名相，就成名医"的说法，认为治国和治病是人世间最值得做的两件事，这反映了社会对医家的高度尊崇。在无数医家中，有些医术医德特别杰出的名医，他们的事迹和医学思想通过著述、传说等，流芳百世。

第一节 脉学倡导者
——扁鹊

扁鹊是春秋战国时期的名医，他不仅医术高明，妙手回春，挽救了无数人的生命，而且在长期行医过程中总结形成了早期的中医学理论，开创了初具规模的中医诊疗方法，被称为脉学的倡导者，对后来中医学的发展影响深远。扁鹊也因其非比寻常、泽被千载的医学贡献，成为中医学发展史上一颗永放光芒的璀璨明星。

扁鹊的得名

《史记》记载，扁鹊姓秦名越人，勃海郡郑人，也就是今天的河北任丘一带。《史记·正义》里又说他出生在卢国，也就是今天的山东长清一带，所以又叫他"卢医"。那么，"扁鹊"的名字从何而来呢？

原来，古人认为，医生治病救人，走到哪儿就把安康快乐带到哪儿，就像带来喜讯的喜鹊一样，所以就将"扁鹊"作为对那些医术高超、医德高尚的医生的通称。传说，上古轩辕时期有一位医生医术极为高明，治病救人非常热心，名叫秦越人，足以媲美传说中的神医扁鹊，所以人们就用"扁鹊"这个代表了精湛医术的名号来尊称他。

🜲 扁鹊拜师

《史记》记载了扁鹊拜师的传说故事。

扁鹊年轻时做别人家客馆的舍长，认识了一个叫长桑君的奇人。相交十多年后，长桑君把秘藏医方传给扁鹊，还对他说，只要用草木上的露水送服自己送给他的药三十天，就能知道许多事。扁鹊照做以后，发现自己突然能看见墙另一边的人了，从此扁鹊诊治疾病的时候，虽然表面上还在为病人切脉，实际上却能够直接透视五脏，药到病除。

这个故事神奇得不可思议。除了学医于长桑君或许可信之外，其他部分很可能是为了突出扁鹊医术之神奇而杜撰出来的。

现在一般认为，扁鹊应该是在长期的医学实践中刻苦钻研、不断改进、注意总结，才使自己的学识和医术达到了别人难以企及的高度。至于透视五脏这样的特异功能，很可能是指扁鹊能够很轻易地看出隐藏在患者身体内部的病证，也就是通过"望"来诊断疾病，这也是扁鹊首创的"四诊法"中的重要方法。

🌀 发明四诊法

扁鹊学成之后，开始四处行医，并在实践中逐渐摸索出了一套有效的诊断手法，形成了一个比较完整的科学诊断体系。这就是后来中医总结的四诊法，当时被扁鹊称为望色、听声、写影和切脉，这些诊断技术在史书记载的扁鹊诊疗案例中都有充分体现。

在中医四诊法中，望诊十分重要，是医疗实践的第一步。我们都有这样的经验，生病时脸色、皮肤往往会发生变化，医生在了解病人症状时也会先观察气色，初步把握疾病的源头和轻重。望诊又十分深奥，仅仅通过望色就了解病情需要很深的功力。扁鹊就是一位精于望色的医生，被收入中学课本的《扁鹊见蔡桓公》就是对他出神入化的望诊技术最真切的写照。

扁鹊见蔡桓公，立有间，扁鹊曰："君有疾在腠理，不治将恐深。"桓侯曰："寡人无疾。"扁鹊出，桓侯曰："医之好治不病以为功！"居十日，扁鹊复见，曰："君之病在肌肤，不治将益深。"桓侯不应。扁鹊出，桓侯又不悦。居十日，扁鹊复见，曰："君之病在肠胃，不治将益深。"桓侯又不应。扁鹊出，桓侯又不悦。居十日，扁鹊望桓侯而还走。桓侯故使人问之，扁鹊曰："疾在腠理，汤熨之所及也；在肌肤，针石之所及也；在肠胃，火齐之所及也；在骨髓，司命之所属，无奈何也。今在骨髓，臣是以无请也。"居五日，桓侯体痛，使人索扁鹊，已逃秦矣。桓侯遂死。

除了望诊，扁鹊的切脉诊断也具有相当高的水平。司马迁认为，扁鹊是最早把切脉诊断应用于临床的医生。

有一次,手握晋国重权的赵简子突然昏倒,五天都不省人事,众人都非常害怕,就把扁鹊找来。这一回扁鹊用切脉的方法,很快就诊断完了,他告诉众人不用大惊小怪,赵简子的脉搏跳动很正常,不出三天就能醒来。果然,两天半后,赵简子就醒了。

在这个故事中,扁鹊为赵简子切脉又快又准,是因为他发明了独特的寸口诊法。

实际上,在扁鹊之前,中医已经通过切脉来了解病情,当时通行的是三部九候诊法,就是在诊病时顺着血脉按切全身包括头颈部、上肢、下肢及躯体的脉,非常麻烦。扁鹊则发现了人体脉络的一个交接点——寸口,也就是我们平常数脉搏按的手腕部位。这也是扁鹊对中医诊疗手法作出的贡献之一。

望诊和切脉是四诊法中最有技术含量的方法,扁鹊运用得也极为纯熟。当然,他也经常综合运用四诊法来治病救人。

有一次扁鹊路过虢国,恰好碰到虢国太子猝死。他先向虢宫中了解了太子的状况,根据经验判断太子可能是患了"尸厥症",由于阴阳脉失调导致全身脉象紊乱,故看上去像已经死亡。他又通过试太子的下身是否仍有温度,听其耳朵是否有声响,看其鼻孔是否扩张,综合运用观颜色、听声息、问症状、切脉搏等手法,作出了太子依然活着的判断。然后,扁鹊在全面了解、综合分析的基础上对症下药,虢太子果然"起死回生"了。

救治虢太子的例子全面展示了四诊法的功效和扁鹊的高超医术。扁鹊之后,中医确立了望、闻、问、切的四诊法,而扁鹊作为我国历史上最早应用脉诊判断疾病的医生,其开创之功永远为人铭记。

医学思想

扁鹊在长期的医疗实践中形成了自己的医学思想,其中许多医疗道德要求和诊疗原则,时至今日仍很有借鉴意义。

据《汉书·艺文志》载,扁鹊有著作《内经》和《外经》,但均已失佚。相传中医学的经典《难经》也出自扁鹊之手。

扁鹊具有高尚的医德,他谦虚谨慎,从不居功自傲。治好虢太子的尸厥症后,人们都称赞他有起死回生的妙手,扁鹊却实事求是地说,那是因为病人并没有死,自己只是消除其重病而已,称不上是起死回生。

扁鹊秉承科学的医疗精神,对巫术深恶痛绝,认为医术和巫术势不两立。《史记》把他的行医原则归纳为"六不治":一是依仗权势、骄横跋扈者不治;二是贪图钱财、不顾性命者不治;三是暴饮暴食、饮食无常者不治;四是病深不早求医者不治;五是身体虚弱不能服药者不治;六是相信巫术不相信医道者不治。这体现了他坚持真理、反对强权的精神。

扁鹊还认为治病需及早,防患于未然是最好的治疗。这一信条在"蔡桓公讳疾忌医"的故事中已经得以体现。

在行医过程中,扁鹊还能根据当地需要,随俗为变地展开医疗活动。在邯郸,听说当地尊重妇女,他就做妇科医生;在洛阳,闻知周人敬爱老人,他就做专治耳聋眼花、四肢痹痛等老年病的医生;到了咸阳,因为秦人爱护儿童,他就做治疗小孩疾病的医生,根据各地习俗适时变换医疗范围。这也反映了扁鹊是一个精通各科的医学多面手。

先秦时期,医学尚未明确分科,这就对医生的专业素质提出了严峻要求。而扁鹊对各种病证都毫不避讳,一视同仁,不仅精擅妇科、儿科、五官科，还是内科能手，从蔡桓公、虢太子的例子就可见一斑，据说他还精通外科手术，并且应用了药物麻醉来进行手术。

在具体的医疗实践中，扁鹊不仅在诊断过程中运用四诊法，在治疗过程中也采用综合治疗的方法，比如救治虢太子时，他就用了针刺法、热熨法和服汤药法等。综合疗法是扁鹊行医的主要治疗措施。

此外，"扁鹊见蔡桓公"的故事中，扁鹊对病变过程的认识也包含了人体解剖组织结构、疾病的发展规律、治疗的法则及具体方法等医学思想。这些思想和原则在先秦时期都是非常可贵的认识。

扁鹊之死

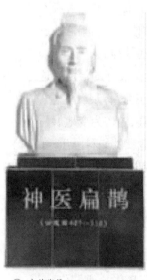

◎ 扁鹊塑像

扁鹊云游各国，一生行医，为无数患者解除了痛苦，被称为能起死回生的神医，却最终命丧贼人之手，他的传奇人生在秦国咸阳画上了句号。

当时扁鹊受秦武王召请为其诊病，却受到太医令李醯和一班文武大臣的劝阻。扁鹊一怒之下据理争辩，得罪了李醯等近臣。再加上扁鹊治好了秦武王，更让李醯认识到自己技不如人，于是产生了嫉妒之心，使人暗下毒手，杀害了扁鹊。可惜一代名医就此陨落，令人叹息。

据说虢太子感念扁鹊的救命之恩，

千方百计从秦国找回了扁鹊的头颅，葬在邢台内丘的蓬山，并立庙祭祀。历代人民也在扁鹊行医所经之处修陵墓、筑祠堂、供香火，让这位一生救死扶伤的神医永享尊荣。

第二节 外科鼻祖
——华佗

华佗（约145—208年），又名旉，字元化，沛国谯（今安徽省亳州市）人，东汉末年杰出的医学家，与董奉、张仲景并称"建安三神医"。他潜心钻研医术，精通内、外、妇、儿、针灸各科，尤其擅长外科，并发明麻沸散辅助外科手术，被人们尊称为"外科圣手""外科鼻祖"。

他还创制了"五禽戏"体操，发展了医疗体育。后因忤逆曹操被杀。华佗著有多部医书，现都已散佚，但他医术高超的声名世代流传了下来。今天我们称赞一个人妙手回春时，还常常将其比作"华佗再世"。

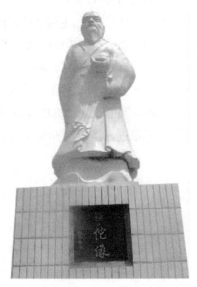

◎ 华佗塑像

自学成才

《三国志·方技传》和《后汉书·方士传》中都有华佗传记，但关于他的家世、师承都没有记载。这很可能是因为本是望族的华氏延续到华佗时已经衰微，社会地位比较低下，再加上当时医生这一职业也并不受人尊重，常常被等同于方士一类，所以史书忽视了这一方面的记载。我们只能从一些传说故事中大致了解华佗的基本情况。

华氏家族衰落以后，对华佗寄望甚深，所以华佗自幼刻苦攻读，通晓各种经书，具备了较高的文化素养。但是，东汉末年军阀混战的黑暗现实让华佗看到了封建豪强的罪恶，对备受压迫的劳动人民十分同情，所以他拒绝了别人举荐做官的机会，毅然投身到医学当中。

华佗学医，主要是精研前代医学典籍，并在实践中不断进取。当时中医学已经取得了一定成就，《黄帝内经》《黄帝八十一难经》《神农本草经》等医典相继问世，望、闻、问、切四诊法和药物、针灸等治疗手法被广泛运用，还有扁鹊、仓公这样医术高明、不慕荣利的名医事迹的激励，不仅促进了华佗的医术精进，还陶冶了他的情操，使他成为医术高妙的杏林圣手。

医术精湛

"华佗"总是被用作神医的代称，我们可以从史书记载的一些华佗治病的案例中略窥一二。

有个叫徐毅的督邮生了病，告诉华佗自己请医官诊治过，扎过胃管，但之后彻夜咳嗽，不得安睡。华佗一眼看出徐毅是被误扎伤了肝,只剩五天的性命。果然,五天后徐毅就死了。

还有个叫顿子献的督邮,大病初愈,华佗提醒他千万不要行房事,否则身体虚弱,有性命之忧。这时他的妻子听说他病好了,赶来探望。顿子献没把华佗的忠告当回事,仍然和妻子行房。结果三天后就发病身亡了。

这两个病例中,华佗一眼就从病人的症状看出了病因和诱发死亡的因素,简直有预知生死的能力。更神奇的是,华佗还能觉察到隐藏的病灶,预知疾病的复发。

有一天,盐渎人严昕和朋友拜访华佗。华佗根据严昕的面相判断出他得了急病,不能多喝酒。严昕还毫无所觉,认为自己一切正常,没听华佗的劝告,仍然喝了不少的酒。没想到回家路上就发病,当天晚上就死了。

单凭望色就能知道一个人的生死,这显然是很高明的望诊技术。此外,华佗对疾病潜伏期的预见也是非常准确的,令人惊叹。

广陵太守陈登得了怪病,心烦面红,吃不下饭,请来华佗诊治,才知道是腹中有虫的缘故。服下华佗开的药后,果真吐出三升多红头虫子,病也好了。但是华佗告诉他此病三年后会复发,如有良医诊治就可痊愈。三年后,陈登的病果然复发,可当时华佗不在,于是陈登不治身亡。

华佗在给病人诊断的时候往往能够料病如神,预知生死,难怪人们把他当作神医。华佗不仅在诊断病情上很有一套,治疗起来也是妙手解危,药到病除。史书记载的这方面病例就更丰富了。

甘陵相的夫人怀孕六个月时,突然腹痛难忍,请来华佗诊治。华佗把了把脉,说胎儿已经死了,如果在腹部左边就是男孩,在右边就是女孩。使女摸了摸夫人的腹部,说胎儿在左边。夫人吃了药,果然生下一个死去的男胎,腹痛也停止了。

这个病例中,华佗仅仅靠把脉就判断出病证,提出解决方法,可谓手到病除。

华佗还注意寻找病情的源头,把疾病从根上消灭。

东阳有个小婴儿,喝完奶就拉肚子,久治不愈。华佗发现病根在于孩子母亲的乳汁有寒气,就把孩子的药停了,让他母亲吃药,从根源上消灭疾病。没多久,孩子的病就好了。

更神奇的是,华佗还可以让病人不药而愈。

某郡守患疑难杂症久治不愈,他的儿子来请华佗去给他看病。华佗先是非常傲慢地询问郡守病情,又索要巨额诊金,最后没治病就走了,还留书谩骂郡守。郡守本已再三强忍,至此大怒,要派人追杀华佗,但因遭到儿子阻止而更加愤怒,结果吐出黑血数升,沉疴顿愈。

原来华佗是有意激怒郡守,通过七情活动的刺激调理机体,重新达到人体内部的平衡。这有赖于华佗对人体规律透彻的了解。

在具体的施治方法上,华佗或采用方药,或进行针灸。开药时往往就列几种药材,用量精准无比;使用灸法也只取一两个穴位,灸上七八壮,病就好了;针刺治疗也只取一两个穴位,告诉病人,到达针感部位就提醒他拔针,也都能很快痊愈。

在这些医案中,华佗医术是如此精湛,兼通内科、儿科、妇科等各科,诊疗手段也是多种多样,已经不愧神医之称了。而事实上,华佗还有更为人所称道的地方,就是大胆进行外科手术和发明麻沸散。

🐌 发明麻沸散的外科圣手

有时候，病邪郁积在患者体内，针石汤药都无济于事，这时华佗就用外科手术的方法来祛除病患。

有个人腹痛难忍，十几天里连胡子眉毛都掉光了。华佗诊断后就说，这是因为脾脏腐坏了，得割开肚皮清洗医治。华佗让病人喝了药躺下，剖开他的肚子仔细检查脾脏，果然有一半腐烂了，华佗刮去腐肉，再外敷内服汤膏。一百多天后，病人康复了。

这个病例中，华佗施行了开腹腔的手术，并且把人治好了，外科手术的水平显然很高。不过有个问题，开腹腔是非常痛苦的，病人怎么能忍受这种痛苦呢？原来在手术前病人饮下的药具有麻醉作用，手术过程中病人就感觉不到痛苦了。这种药就是华佗发明的麻沸散。

利用一些具有麻醉性能的药品作为麻醉剂，在华佗之前就有人这样做过，不过一般用于战争、暗杀等，医学上并无应用。华佗总结了这方面经验，又观察了人醉酒时的沉睡状态，发明了酒服麻沸散的麻醉术，作为外科手术的辅助手段，大大拓展了外科手术治疗的范围，提高了技术和疗效。

有了麻沸散的帮助，华佗的外科手术做得更加得心应手了。一旦有需要开胸破腹的病患，华佗就让他们饮服麻沸散，一会儿患者就好像醉死一样毫无知觉，这时华佗就开刀切除患处。如果病位在肠中，华佗就剖开腹腔，割除病变部分，洗涤伤口避免感染，然后缝合刀口，涂抹药膏，不需多久病人就能康复。

华佗发明的麻沸散是世界上最早的麻醉剂。他使用酒服麻沸散施行外科手术,开创了全身麻醉手术的先例,比欧洲纪录要早一千六百多年,在世界医学史上是罕见的创举,华佗也因此被后人尊为"外科圣手"。

可惜的是,在华佗被曹操杀害后,麻沸散的配方就此失传,这不能不说是我国医学的巨大损失。

刮骨疗伤

《三国演义》中记载了华佗给关公"刮骨疗毒"的故事,脍炙人口,流传不衰。这段故事在《襄阳府志》上也有记载,可见不是空穴来风。但从现代医学来看,这段载录有些夸张了,不尽是事实。这个故事原是为了称赞关羽的英雄本色,但也说明了人们对华佗医术的赞赏。

华佗之死

和扁鹊一样,华佗也死于非命。《三国演义》里对华佗之死是这样演绎的:曹操得了头风病,请华佗诊治。华佗说,这病根在脑子里,我得让你喝一服药,再用利斧劈开你的脑袋,祛除病根,才能治好。可是曹操疑心病犯了,总觉得华佗是要给关羽报仇,就把他投到监狱中,然后杀了。

《三国志》说法又不一样,认为是华佗自恃医术高超,不理会曹操的征召,还谎称妻子生病返家,欺骗了曹操,曹操一怒之下就杀害了他。

不管哪种情况促成了华佗的死亡,说到底,还是因为华佗忤逆了曹操。触怒了当权者,华佗医术再高,也无力回天了。

华佗死后，他的医书据说被全部焚毁，《青囊经》《枕中灸刺经》等多部著作尽皆失传。但他的学术思想和医学经验并未就此湮没，而是由他有作为的弟子部分地继承了下来。如著名的药学家吴普著有《吴普本草》，李当之著有《本草经》，樊阿善于针灸等。至于现存《中藏经》，虽是宋人托华佗之名所写，但也可能包括一部分残存的华佗著作的内容。

第三节 医宗之圣
——张仲景

张仲景，东汉末年著名医学家，被后人尊为"医圣"。相传他曾做过长沙太守，所以又有"张长沙"之称，其方书也被称为"长沙方"。

张仲景刻苦钻研医术，勤求古训，博采众方，创造性地写成传世巨著《伤寒杂病论》。这一医学专著确立了辨证论治的中医临床原则，又创制和记载了大量有效的方剂，成为中华医学的经典。

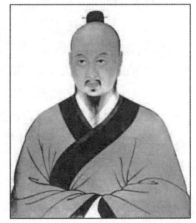

◎ 张仲景像

乱世立志

张仲景能够成长为著名的医学家,首先和他对医学的浓厚兴趣是分不开的。他出生在一个没落的官僚家庭,从小就接触到许多典籍,而且好学笃思,博览群书,对医学尤为酷爱。

从史书上看到"扁鹊望诊桓公"的故事后,张仲景更是无比钦佩扁鹊高超的医术,立志深研医学,为他后来成为一代名医奠定了基础。当时同乡何颙曾断言张仲景以后肯定会成为良医,这更坚定了张仲景的信心。

埋头苦读医书之外,张仲景还拜了一位名师。当时同族的张伯祖是位非常有名望的医生,给病人看病深思熟虑,药到病除,很受爱戴。张仲景拜在张伯祖门下,用心学习,刻苦钻研,而且聪明机敏,吃苦耐劳,很得张伯祖的赞赏,于是张伯祖就把自己毕生积累的行医经验尽数传授给他。

张仲景得到老师的真传,又广泛吸收各医家的经验用于临床诊断,很快就青胜于蓝。

如果只是这样,张仲景很可能只会成为一个比别人稍微高明一些的普通医生。他特殊的生存境遇注定了他不可能平淡度过一生,势必成为光耀千古的医学圣手。

张仲景生活的东汉末年,兵连祸结、战乱频仍,军阀争霸的硝烟、农民起义的烽火燃遍了九州大地,同时严重的自然灾害频发,生灵涂炭,百姓流离失所。伴随大战大灾而来的瘟疫更卷走了成千上万的生命,尤其建安年间流行的疫病,造成中原大地十室九空、白骨支离、尸横遍野,令人触目惊心。

当时,张仲景的家乡南阳地区也接连发生瘟疫,许多人因此丧生。他的家族本来是人口多达二百余人的大族,但在建安初年之后的十年间,就有三分之二的人死于瘟疫,其中伤寒患者更是高达百分之七十。瘟疫不断夺走亲人的生命,让张仲景感到锥心之痛。

面对肆虐的瘟疫,张仲景痛恨统治者只想争权夺利,不顾百姓死活,无比同情生活在水深火热中的人民,又目睹一些庸医趁火打劫,以发财为本,以治病为末,因此他发愤潜心研究伤寒病,誓要制服这个吞噬无数生命的瘟神,解救人民于疾苦之中。

就是在这种情况下,张仲景毅然投身到张伯祖门下攻习医术。数年之后,张仲景学成行医。在行医过程中积累了丰富的经验,医术大进,为《伤寒杂病论》的成书打下了基础。

勤求古训,博采众方

关于《伤寒杂病论》的成书过程,张仲景自己总结为"勤求古训,博采众方"。

勤求古训,就是认真学习和深入研究探讨前人的理论经验。张仲景参考了《素问》《灵枢》《八十一难》《阴阳大论》《胎胪药录》等大量古代医书,《内经》等医典的基本理论也对他写作《伤寒杂病论》很有帮助。比如,张仲景认为一切因为外感引起的疾病都可以叫做"伤寒",就是受到《素问》的启发;"六经论伤寒"的创新见解也是在前人"辨证论治"原则的基础上提出来的。

博采众方,就是广泛搜求古今治病的有效经验、方药,甚至民间流传的有效方子。像民间的针刺、灸烙、温熨、药摩、坐药、洗浴、润导、浸足、灌耳、吹耳、舌下含药、人工呼吸等,张仲景都一一加以具体研究和验证,筛选出有效的验方,为《伤寒杂病论》的写作准备了丰富的材料。

同时，张仲景还四处行医，游历各地，把自己多年对伤寒症的理论认识付诸实践。在实践中不断积累临床诊断经验，充实和提高了理论认识，为撰写《伤寒杂病论》做好了准备。

在勤求古训、博采众方、广泛借鉴和临床实践的基础上，张仲景开始着手写作《伤寒杂病论》，历经数十载终于完成这部继《黄帝内经》之后最有影响的医学典籍，此书一经问世就被奉为不朽的经典，在中华医学史上大放异彩。

旷世巨著《伤寒杂病论》的历史贡献

《伤寒杂病论》集秦汉以来医药理论之大成，并广泛应用于医疗实践，奠定了中医临床学的基础，标志着我国临床医学和方剂学发展到了比较成熟的阶段。自问世后，这部医学巨著始终备受推崇，时至今日仍是研习中医的必备经典。

张仲景之前的中医学主要分成两大门类：一门专讲中医基本理论，包括药理、病理等；另外一门是古人治病的一些经验，多是经过检验有效的。但这两大门类往往脱节，理论的纯讲理论，经验的单凭经验，不利于在理论指导下开展医疗活动，以及通过临床诊治检验和改进理论。

张仲景把继承的中医理论加入了自己的思考，又辅以历代行之有效的药方，实现了中医理论和临床治疗的结合。《伤寒杂病论》最大的特色和贡献之一，就是把中医理论和临床实践结合了起来。

更重要的是，《伤寒杂病论》也是我国第一部从理论到实践确立"辨证论治"法则的医学专著，它首创了"六经辨证"的治疗原则，这是中医临床的基本原则，是中医的灵魂所在。

简单地说,一个人病了,医生要先收集他的体征、脉象等症状,然后通过症状分析病变部位在哪儿,疾病的性质是寒是热,正气和邪气的关系如何,也就是人的抗病能力和康复能力与致病因素之间的力量对比如何,然后还要把握疾病发展的阶段,再根据病人的不同情况具体治疗。

因为每个人的体质不同,对疾病的反应也就不同,因此同样的致病因素可能引发不同的疾病,相同的症状可能由不同病因引起,所以中医特别强调个体化治疗,也就是辨别病证进行医治。

《伤寒杂病论》把疾病发生发展过程中的各种症状,和病邪入侵经络脏腑的深浅程度、患者体质的强弱、正邪之气的力量对比、病势的进退缓急等情况综合起来分析,寻找致病的规律,确定不同情况下的治疗原则,这就是张仲景的"辨证论治"。

137

不仅如此,张仲景还创造性地把外感热病的症状进一步细化为六个证候群和八个辨证纲领,以六经——太阳、少阳、阳明、太阴、少阴、厥阴,来分析归纳疾病在发展过程中的演变阶段,以八纲——阴阳、表里、寒热、虚实,来辨别疾病的属性、病位、邪正消长和病态表现。由于病变的每一阶段都有共同症状并衍生出许多变化,因此用药和施治就可以专门针对某一阶段,这就是"六经辨证"。

"辨证论治"实际上是一种透过现象看本质的诊断方法,它否定了仅凭症状来判断疾病性质和治疗方法的主观诊断法,而着眼于综合分析来把握病理的本质。所以很多时候病证相同却要采用不同疗法,病证不同偏偏开同样的方子,根源就在于疾病性质有异有同。

《伤寒杂病论》记载,有两个病人,分别患心烦和腹痛两种病,张仲景却用同一个药方"小建中汤"治好了,这就是异病同治。

不论是同病异治还是异病同治,都体现了辨证论治的原则。虽然之前的中医学也辨证论治,但没有形成系统完整的临床方法,直到张仲景科学总结积累的经验教训才形成了比较完善的体系,从此,"辨证论治"成为诊疗外感热病的纲领性法则,也成为指导临床实践的基本准绳。

除了确立辨证论治的原则外,《伤寒杂病论》在方剂学上的贡献也十分突出。书中提出了以整体观念为指导,调整阴阳,扶正祛邪的治则,同时以汗、吐、下、和、温、清、消、补诸法为主,创立和收录了近三百个富有成效的方剂,而且对各种剂型的制法、煎法、服法都有详细记载,便于人们制作和使用。

这些方剂不仅种类繁多,包括汤剂、丸剂、散剂、膏剂、酒剂、洗剂、浴剂、熏剂、滴耳剂、灌鼻剂、吹鼻剂、灌肠剂、阴道栓剂、肛门栓剂等,远远超过了汉代以前的各种方书,而且配伍精妙,疗效显著,很多沿用至今。

有个病人大便干结,郁积体内,也吃不下饭,身体很虚弱。张仲景确诊是由于高热引起的便秘症。当时治疗便秘一般用泻火药,而病人身体虚弱,无法使用泻药,但不用泻药又无法通过排便排出热邪。后来,张仲景决定把蜂蜜煎干捏成细长条,制成药锭,塞进病人肛门。药锭在肠道内溶化,就把干结的大便溶开了,随着排便热邪也排出体外,病人病情很快得以好转。

这就是我国医学史上最早使用的肛门栓剂通便法的病例之一。从这个例子可以看出,《伤寒杂病论》所收方剂不仅疗效明显,而且富于创新性,难怪它被誉为"方书之祖"。

此外,《伤寒杂病论》还注意搜集民间疗法,对自缢、食物中毒等急救方法也有涉及,是对方剂的有益补充。

张仲景为人谦虚谨慎,提倡终身学习,在医学研究中始终坚持科学理性精神,做学问勤恳踏实,反对用鬼神迷信解释疾病,斥责巫医误人。正是这种精神使他取得了非凡的医学成就,他也因为高明的医术和解救百姓于水火的仁心仁德赢得了"医宗之圣"的敬称。

后人感念他的卓越贡献,还在河南南阳为他修建了"医圣祠",以表达对他的敬仰之情。

《伤寒杂病论》流传后世,影响深远,时至今日仍是中医学的圣典,相关的注释、阐发书籍竟达三四百种之多。同时它的影响遍布亚洲各国。如日本历史上就有专宗张仲景的古方派,今天的日本医药界依旧青睐张仲景方,可见《伤寒杂病论》影响之广泛深远。

139

第四节 传奇药王
——孙思邈

孙思邈,唐代京兆华原(今陕西耀县)人,著名的医药学家。他自幼聪颖好学,精通老庄及诸子百家之说,亦好佛典。后来立志学医,屡次拒绝征召,不慕荣利。他著有《备急千金要方》和《千金翼方》,这两部书被后世合称为《千金方》,被誉为我国历史上第一部临床医学百科全书。

🌀 传奇人生

孙思邈是一位富有传奇色彩的著名医生。因为,在古代他是难得的高寿之人,关于他的年龄,大约有六种说法,最小的说法是 101 岁,最大的 168 岁,还有 120、131、141、165 岁等说法,可谓众说纷纭,并无定论,获得比较多支持的是 101 岁和 141 岁两种说法。其实,不论孙思邈是活了 101 岁还是 141 岁,都足以令人惊讶,即便在今天医学如此发达的情况下,百岁老人也并不多见,何况是在唐代。

孙思邈的传奇色彩还体现在其历经四朝,高官厚禄却一直不能打动其心。北周辅政杨坚征他为国子博士,唐太宗授予他爵位,唐高宗征拜他为谏议大夫,都被他婉言谢绝。他平生隐居云游,潜心医学,以养生为务,是一位超凡脱俗之士。

孙思邈学医跟他小时候生的一次重病有很大关系。他在《备急千金要方·序》里曾自述,幼年时他得了风冷,也就是现在的疟疾,频频问医,为了筹措汤药费险些使父母倾家荡产。直到今天,孙思邈的家乡还流传着一位高人神奇地治好了他的疟疾的故事。这次经历给年幼的孙思邈留下了难以磨灭的记忆,也让他决心致力于医学研究,为更多人解除病痛。这是他走向名医迈出的第一步。

之后,孙思邈隐居太白山学医学道,一段时间后自觉小有成就,就擅自出师了,没想到这时他的家乡开始流行狂犬病。孙思邈并不知道应该怎么治疗狂犬病,又不能把病人往外推,就只好硬着头皮开方子,结果被他治死的人不在少数。

这件事后来被记载在《备急千金要方》第二十五卷。当时孙思邈受到了很大打击,但也认清了自己的医术还远远不到家的事实,于是他决心重拜名师,苦修医术,来到了终南山,拜在名医高僧道宣门下。

孙思邈在道宣门下潜心学习,医术精进,声名鹊起,病人们纷纷慕名而来。孙思邈手到病除,表现出极为精深的功力,他的名声也在病人们有口皆碑的赞扬中传播开来。

相传贞观年间,玉帝太子病重,群医束手无策,太白金星献言说,"大唐孙思邈医术非凡,当可治愈太子。"原来,太白金星曾目睹孙思邈施一针就救活了一位正准备下葬的难产妇人,从那时起,孙思邈神乎其神的医术就轰动了大唐,人们也开始以"药王"来称呼他。

孙思邈的名气还传到了宫里。

据说,唐太宗的长孙皇后怀胎足十月,却总生不下孩子,御医无计可施。这时徐世勣就向太宗举荐了孙思邈。可是那些御医生怕自己被比下去,就百般阻挠,以男女授受不亲为由,要求孙思邈悬丝诊脉,就是拿根线拴在皇后右手中指上,让他在这头搭线号脉。这也没能难倒孙思邈,只见他微一号脉,给皇后在指头上扎了一针,转眼间皇后就把孩子生下来了。

这两个故事不免有牵强附会的成分,不过这也反映出孙思邈在人们心中的地位:只有孙思邈才有这样神仙难及的精妙医术。

🌀 大医精诚

对于普通人来说,要保持健康的生活和健康的身体,远离疾病。对于医生来说,就要急病人之所急,全力以赴地救治。《备急千金要方》把"大医精诚"的医德规范放在首卷,可见对其的重视,而且十分罕见地用整整一卷的篇幅来对"医为仁术"的精神进行具体论说。

所谓"医为仁术",是说医生一定要态度认真,秉持恻隐之心,把为病人治疗当作自己的事来做,绝不轻忽视之,在施救过程中绝不能分心,就是绮罗满目、丝竹盈耳、美食飘香也不要转移注意力,否则稍有差池就可能葬送病人性命。

孙思邈认为,不管病人贵贱贫富、长幼男女、怨亲善友、华夷愚智,医生都要当成自己至亲一样善待。医生还不能瞻前顾后,总是考虑自己,必须以病人的利益为出发点,不避险恶,不顾辛劳,不贪钱财,一心救治。同时还要谦虚谨慎,博学好问。只有这样才称得上是苍生大医。

孙思邈还认为,要成为良医,就必须大胆设想,谨慎诊治,遇事圆活机变,不拘泥成规,同时不贪名利,坦荡做人。这既是对医者的要求,也是任何有担当有气度的人所应做到的。

孙思邈对医德的强调,为后世医者传为佳话,他不仅是这样要求所有行医之人的,自己首先以身作则。比如,他既给王侯将相看病,也不避贩夫走卒,在他眼中,病人没有社会地位的差异。孙思邈既有高超的医术,又以德养身,因此备受历代人民的尊崇。

《千金方》

孙思邈广泛搜集东汉至唐代的医论、验方以及用药、针灸经验,总结前代医学理论和自己数十年的临床治疗经验,兼及服饵、食疗、导引、按摩等养生方法,写成了我国医学发展史上具有重要学术价值的两部医学巨著——《备急千金要方》和《千金翼方》。这两部书被后世合称为《千金方》,是我国最早的临床医学百科全书。

《备急千金要方》共三十卷，分二百三十二门，接近现代临床医学的分类方法。全书载方论五千三百首，既包括诊法、证候等医学理论，又有内、外、妇、儿等各科的临床经验；既涉及解毒、急救、养生、食疗，又包含针灸、按摩、导引、吐纳，并且第一次完整提出了以脏腑寒热虚实为中心的杂病分类辨治法。这部书从理论基础到临床各科，理、法、方、药齐备，是对唐前医学发展的一次总结，并对后世医学特别是方剂学的发展作出了杰出贡献。

《千金翼方》共三十卷，分一百八十九门，含方、论、法二千九百余首，记载药物八百多种，涉及本草、妇人、伤寒、小儿、养性、补益、中风、杂病、疮痈、色脉以及针灸等各个方面，是对《备急千金要方》的全面补充。

《千金翼方》的一大贡献是整理和收录了散佚的《伤寒论》条文，使其得以部分保存和流传；同时对广义伤寒增加了更具体的内容，创立了从方、证、治三方面研究《伤寒杂病论》的方法。孙思邈的这些思考和研究是唐代仅有的《伤寒杂病论》研究，也开启了后世以方类证的先河。

《备急千金要方》的一个特别突出的贡献，就是把儒家、道家和外来古印度佛家的养生思想与中医学的养生理论相结合，提出了许多养生、食疗方面的思想原则和具体方法。孙思邈之所以能够活到上百岁，恐怕跟他善于养生、身体力行有很大关系。

孙思邈的其他医学成就

孙思邈还发明了导尿术，在《备急千金要方》中记载了下面这个故事。

有一天，一个面色苍白、精神萎靡的病人来请孙思邈看病，结果他外出行医去了，家里只有他的弟子。病人陈述了一下自己的症状，说是尿不出来。弟子一听，心想，这不就是癃闭嘛，也就是西医说的尿潴留病。他就按照这个病的一般治法，又是给病人扎丹田穴，又是给他吃五苓散，却都不管用。眼见病人喝了药，肚子更胀了，弟子们只好让他第二天再来找孙思邈。次日，这个病人再次上门求医，只见孙思邈找了根葱管，剪一个小尖，然后小心翼翼插进病人的尿道里，再用力一吹，一会儿尿液就顺着葱管流了出来。

这就是世界上有记载的最早一例导尿术。从这个故事可以看出，孙思邈在掌握丰富的医理的基础上善于创新，创造出新的治疗方法来提高疗效。《千金方》中记载了不少这样卓有成效的独创疗法。

孙思邈还有一个特别有意思的贡献，就是最早提出了阿是穴的概念。我们有过这样的经验，有时候感觉整个肢体疼痛，可是上下左右按过却都不痛，只有一个点痛，按到就会疼得大叫，这就是阿是穴。阿是穴往往不是穴位，而且是不固定的，找到它再施治才有效。这在《备急千金要方》中也有记载。

关于如何调理身体，孙思邈提出了许多建议。

比如食疗，首先就要节制饮食，控制分寸；还要注意节气的变化和食物营养的不同，不能随便乱吃；吃的时候要细嚼慢咽，千万不能囫囵吞枣；此外还要注意饭菜的搭配，尽量不要饮酒，这样才能通过饮食达到养身的目的。

又比如睡觉，孙思邈认为人最好采用蜷缩的姿势睡眠，因为人的脊髓不是直的，所以直挺挺地躺着不合人体学原理。

他还特别讲究睡眠时头南脚北,从这里可以看出他对磁疗学也有研究。

孙思邈一生著作甚多,除了现存的《备急千金要方》和《千金翼方》,还有《摄生真录》《福禄论》《太清丹经要诀》《枕中方》等,可惜大多散佚。

孙思邈的高超医术和高尚医德赢得了人民的尊敬和爱戴,人们尊称他为"药王""药圣"。他去世后,人们感念他的恩德,把他隐居过的"五台山"改名为"药王山",还在山上建庙塑像,树碑立传,以纪念他对中国医学作出的杰出贡献。

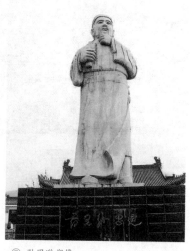

◎ 孙思邈塑像

第五节 明代神农
——李时珍

李时珍(1518—1593),字东璧,晚年自号濒湖山人,湖北蕲州(今湖北省黄冈市蕲春县蕲州镇)人,是中国古代伟大的医学家、药学家,其潜心数十载编成的皇皇巨著《本草纲目》,

◎ 李时珍塑像

被达尔文誉为"中国百科全书"。

弃文从医

李时珍出身医学世家。他的祖父是"铃医",也就是晃着铃铛走街串巷招徕病人生意的郎中,地位并不高。他的父亲李言闻是当地名医,而且因为医术高超进入太医院,成了御医。但是,在这个世代行医的家庭中长大的李时珍,一开始并没有子承父业,走上学医之路。

原来,李言闻虽是御医,但只是个从九品的芝麻官,而且不是科举出身,在宫中备受轻视。因此,他把光耀门楣的希望尽数寄托在儿子身上。据说李时珍出生时,天降异象,家中跑进来一头白鹿,院子里长出了紫色的灵芝,李言闻认为儿子肯定不是普通人,不希望他步自己后尘,成为社会地位低贱的医生,于是为他设计了一条科举做官的人生道路。

幼年的李时珍很快展示出了神童的特质,六岁开蒙读书,十四岁就中了秀才,这是非常不容易的,也让他们一家人都充满了信心。李时珍再接再厉,继续考举人,没想到接连三次都名落孙山,还因为过度用功得了骨蒸病,险些丧命。在严酷的现实面前,从小就对医学有着浓厚兴趣的李时珍终于说服了父亲,决定放弃科举做官,改行学医,在父亲的精心教导下,短短几年他就成为一名很有名望的医生。

❧ 以身试药

在行医和研究药物的过程中李时珍发现，古代的本草著作中有大量错误，有的将几种药物混为一种，如党参、人参疗效不同却混为一谈；有的把一种药物误分为几种，如不同地区产的同种药物外观不同，结果就被认为是不同药物；还有许多有用的药物没有记载，有的只记个名称，有的记错了药性和药效，还有的图文背离。

李时珍想到，如果医生按照错误的医书来开方子，就会把病人的性命置于非常危险的境地，因此他发下宏愿，要重修本草。

为了重修本草，李时珍做了大量准备。这中间还有个机缘。明宗室武昌楚王听说李时珍医术精湛，聘请他到王府主管祭祀礼仪和医务，其间李时珍治好了世子的抽风病，被楚王举荐给朝廷担任太医院医官。

太医院藏有大量外界罕见的珍贵医书和药物标本，在那里李时珍研读大量医书典籍，努力吸取前人留下的医学精髓，仔细观察、比较、鉴别药材，摘抄和绘制药物图形，记录药材的形态、特性、产地，为重修本草打下了深厚坚实的基础。

要纠正旧的医书中的舛误，就必须行万里路，亲身实践，实地考察。而太医院的环境让淡泊名利的李时珍十分厌恶，也无法实现专心修本草的志愿，因此他毅然辞职，远涉深山旷野，遍访名医，搜求民间验方，观察和收集药物标本。

这期间他的足迹遍布河南、河北、江苏、安徽、江西、湖北等地区，以及牛首山、摄山、茅山、太和山等名山，他把亲自调查、虚心求教和临床诊断相结合，对药物学有了更全面深入的认识。

李时珍认为，要对药物的性状有准确的描述，就一定得亲自观察试验，所以他经常以身试药，力求掌握第一手资料。比如，为了判明曼陀罗花究竟有没有传说中的麻醉迷幻功能，他到处寻找，终于在武当山发现了一种被当地人叫做"风茄儿"的花，它就是曼陀罗。为了弄清它的性状，他又冒着生命危险亲口尝试，证实了它的麻醉作用。李时珍就这样不顾自身安危一次次试验药物的功用，为求真理不惧艰险。

李时珍还注意汲取民众智慧，搜集民间验方，每到一地都虚心求教当地民众。比如芸苔是治病常用药，但长得究竟是什么样，古书中始终语焉不详。李时珍在一位种菜老人的指点下考察实物，才知道芸苔就是油菜。芸苔这种迷惑了许多医生的药物，终于在《本草纲目》中被解释清楚了。

在四处考察药物的同时，李时珍也沿路行医，解除了无数病人的苦痛。直到今天，在李时珍行医所经之处，他扶危济困的高尚医德和起死回生的神奇医术，还被人们津津乐道、口口相传。

有一天，李时珍经过湖口，迎面碰上一群人正抬着棺材送葬，原来有女子难产而死。他一下注意到从棺材还在往外滴血，且滴的不是瘀血而是鲜血，就赶紧拦住送葬人，说棺里的人还有救。人家自然不信，经过反复劝说，才勉强答应开棺让李时珍一试。只见李时珍先给棺中人按摩一番，又在她心窝处扎了一针，不一会儿，女子就苏醒过来，而且产下了一个大胖儿子。于是人们传言李时珍一针活两命，有起死回生的神力。

在野外考察和行医的过程中，李时珍不仅救命无数，而且积累了丰富的临床经验，在实践检验中也对药物的性状、功用有了更确切的认识，为写作《本草纲目》储备了充足而有效的材料。传说，有位老婆婆患习惯性便秘达三十年，久治不愈，李时珍运用民间偏方，以适量牵牛子配成药，很快治好了她的病。还有个妇女鼻腔出血不止，李时珍用大蒜切片敷贴患者足心，一会儿就止了血。

《本草纲目》

经过十八年野外考察和十年写作增删，李时珍终于在1578 年编成了医学巨著《本草纲目》，完成了自己重修本草的心愿。

《本草纲目》全书约二百万字，五十二卷，载药一千八百九十二种，载方一万一千零九十六个，附图一千一百多幅，是我国前所未有的药物学巨著。可是，如此大量繁杂的药、方，如果一排到底弄个大全，查阅起来无异于大海捞针。怎么整理才能井井有条便于查阅呢？针对这个问题，李时珍创造性地发明了以纲挈目的科学分类法。

李时珍抛弃了《神农本草经》以来沿袭了上千年的上、中、下三品分类法，而是按照经济用途以及体态、习性和内含物的不同，把药物分为水、火、土、金石、草、谷、菜、果、木、器服、虫、鳞、介、禽、兽、人共十六部，每部包括若干类，每类再分为若干种，形成了以纲挈目、以目括种的层级分类体系。

《本草纲目》首创的分类法使得整部书体例严谨，层次分明，不仅解决了检索问题，而且体现了李时珍对于药物分类的新见解。他还通过纲目之间的层级关系揭示了植物之间的亲缘关系，这是他对生物进化方面思考研究的成果。这一科学分类法是《本草纲目》的一大贡献，受到后来科学界的一致

149

作为一部总结性的药物学巨著,《本草纲目》的贡献还体现在对药物知识广泛详尽的记录上。书中系统介绍了一千八百九十二种药物,详细记载了药物的历史、产地、形态、气味、功能、方剂,而且注重补阙纠误,包罗万象,蔚为大观。

同时,李时珍没有止步于对前代本草学的总结补遗,他通过实地考察研究和临床应用,发现了三百七十四种新药,这是非常惊人的成就。如我们今天常用的藏红花、三七、土茯苓等,之前并不被人们视为药物,正是李时珍发现了它们的药用功能,从而大大丰富了我国本草学知识的宝库。

《本草纲目》还推动了方剂学的进一步发展。书中收载各类附方一万一千零九十六首,涉及内科、外科、妇科、儿科、五官科等临床各科,治疗范围以常见病、多发病为主,丸散膏丹各类剂型俱全。其中有些方子是李时珍从民间收集的珍贵秘方,也有些是他经过临床检验研制的新方,规模庞大,收录完备,堪称"方剂大全"。

《本草纲目》还有一个特点,就是把药学和方剂学结合了起来。结合药物去研究药方,每一味药物之后都有附方。这就对药物的功用性能有了更直观的展示,也揭示了方剂的作用原理,既科学又实用。

《本草纲目》的价值远不止于此,比如李时珍还在书中首次提出大脑为思维器官的观点,推翻了几千年来以心为精神之主的错误观念,是对中医医学理论的重大贡献。书中还涉及动物学、矿物学、化学、天文学、气象学、农学等许多领域的科学知识。因此,《本草纲目》既是我国药学史上的重要里程碑,也是我国 16 世纪自然科学的百科全书。

遗憾的是,没能亲眼看到《本草纲目》出版,为它倾注了全部心力的李时珍就溘然辞世了。之后几经辗转，在李时珍逝世三年后，《本草纲目》才得以面世。

李时珍一生医学成果卓著，推动了我国中医药事业的发展，被尊称为"药圣"。不仅高超的医术和救死扶伤、与人为善的医德使他备受爱戴，敢于质疑权威的勇气、一丝不苟的实证态度和勇于探索的创新精神，同样是他留给后人的宝贵财富。李时珍不仅是中华民族的骄傲，也是公认的世界文化名人，这是对这位伟大的医药学家的最高赞誉。

《本草纲目》不仅对我国药物学发展作出了重大贡献，还在世界范围内产生了深远影响。自 17 世纪开始，《本草纲目》辗转传到世界各地，先后被译成十几种文字，被公认为"东方医药巨典"。英国著名生物学家达尔文也对《本草纲目》赞不绝口，称它是"1596 年出版的中国百科全书"。专门研究中国科技史的李约瑟则称，《本草纲目》是 16 世纪中国非常伟大的天然药物学著作。这些赞誉，可谓实至名归。

第六章

中医与生活

第一节 药借食力，食助药威
——节日饮食的药效

　　我国许多传统节日都有特定的传统饮食，像春节的饺子、年糕，元宵节的元宵，端午节的粽子，中秋节的月饼，腊日的腊八粥等，都有着悠久的历史，作为民间习俗的一个重要组成部分而祖祖辈辈延续下来。这些节日食品大多与时令相配合，并具有一定的疗养效果。

155

饺子

　　饺子原名"娇耳"，相传是东汉时的"医圣"张仲景首先发明的。有一年冬至，他看到许多百姓冻烂耳朵，于心不忍，于是发明了"祛寒娇耳汤"，即把羊肉和祛寒药材煮熟、切碎，然后用面皮包成耳朵状的娇耳，分给众人。百姓从冬至吃到除夕，治好了冻伤，遂决定以后在冬至和大年初一模仿娇耳的样子做成年节食品，以感念张仲景的恩情。于是饺子从药用的娇耳转变成食品并延续下来。

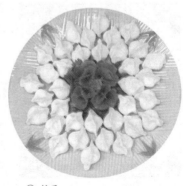

◎ 饺子

饺子的名称和吃法在漫长的发展历程中屡有变更,如南北朝时人们将饺子混着汤一起吃,称为"馄饨";唐代人已经将饺子捞出来单独吃了;从宋到清,饺子又有"角儿""时罗角儿""粉角""扁食"等多种名称;明清时期,春节吃饺子已经成为广大地区的习俗并延续至今。

饺子馅依据口味可荤可素或荤素搭配,素馅分为什锦素馅和普通素馅,选用干净新鲜的蔬菜即可;荤馅可选猪牛羊鸡等各种肉类和鱼虾蟹等各种海鲜;荤素搭配则要注意食物的配伍,避免性味相冲。各种蔬菜和肉类都要均匀切碎或搅碎,还要加入葱、花椒、香油、酱油、味精、料酒、盐等作料,搅拌均匀。这样配制出来的饺子馅,色味俱佳,荤素适中,营养十分丰富。

年糕

春节期间还有另外一样传统食品,就是年糕。年糕同样也有着悠久的历史,据说早在辽代的北京,家家户户就有正月初一吃年糕的习俗。春节吃年糕,取其"年高""年年高"的寓意,蕴含着对新一年的希望和美好祝福。

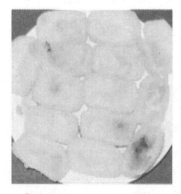
◎ 年糕

年糕不仅香甜可口,而且营养丰富,含有蛋白质、脂肪、碳水化合物、钙、磷、镁、钾、烟酸等多种元素。尤其是制作年糕的糯米、黍米,除了食用还可入药,有"温中、令人多热"的功效。再加上糖、枣、果料、脂油等辅料,年糕的产热是米饭的数倍,营养价值也更高。

　　年糕虽好吃却不能多吃，因为它糯性黏腻，不易消化，吃后易生痰，因此患消化不良、胃肠疾病、哮喘的人以及老人、小孩不宜多食；心血管病人、血脂过高的人，最好不食用脂油年糕，以防胆固醇、血脂升高。控制住食欲，不多食贪食，这样既满足口福，又补充营养，还有健身祛病之功效，何乐而不为？

元宵

　　上元节吃元宵的民俗可追溯到一千多年以前，相传元宵作为一种节令食品，始于晋代，盛于唐宋时期。唐代称元宵为"汤中牢子"或"粉果"；宋代上元节"煮糯为丸"成为固定的习俗，南宋时已经有乳糖圆子、山药圆子、珍珠圆子、金橘圆子、汤团等多种上元节食品；明清两代又出现核桃圆子、玫瑰圆子、白糖圆子和宫廷八宝元宵等，并开始用"元宵"来称呼这种糯米制成的团子。元宵节吃元宵的习俗一直延续到今天，元宵的种类和制法也越来越多样化。

　　在漫长的发展历史中，元宵有了许多地方风味特色，制作也越来越精致。仅就面皮而言，就有江米面、高粱面、黄米面和苞谷面等，馅料则有香、甜、咸、酸、辣等各种味道。其中馅料和制法随地区不同而大相径庭。北方元宵多以桂花白糖、山楂白糖、泥糕白糖、豆沙白糖、枣泥白

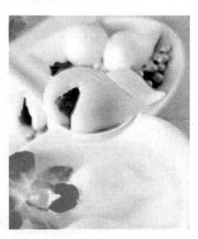

◎ 元宵

糖等甜味馅为馅心;南方的汤圆则多用猪油、笋肉等荤素兼有的甜味馅,还有鲜肉、火腿、虾仁等咸味馅。北方多用笋滚、手摇的方法制作,吃法则有煮、炸、炒、蒸;南方多用糯米水粉包汤圆。

元宵的外皮多用糯米制作,糯米皮较难消化,再加上豆沙、芝麻、枣泥等甜馅或鲜肉、菜肉等咸馅,都含有很高的热量和糖分,多吃容易造成积食,影响健康。早晨人的胃肠道功能最弱,尤其不宜食用元宵。适时适量食用元宵,才能兼顾美味与健康。

粽子

"渚闹渔歌响,风和角粽香",这是我国唐代诗人郑谷的诗句,描写了端午节家家户户吃粽子,到处飘散着粽子清香的情景。传说粽子最初是为祭祀投江的爱国诗人屈原而制作的,后来才发展为特定的端午节令食品,在民间吃粽子还有预防疾病的意思。

春秋时期,人们或用菰叶将黍米包成牛角状,称"角黍",或用竹筒装米密封烤熟,称"筒粽";魏晋时期,"仲夏端午,烹鹜角黍"成为端午节的习俗,原料也在糯米之外添加了中药益智仁,以菰叶裹黍米煮成尖角,如棕榈叶心之形,这一形态在后来的上千年里基本没有改变;宋代,人们开始在粽子里加入果

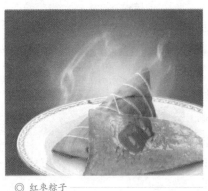
◎ 红枣粽子

品;明代,开始出现以牛肉、猪肉和火腿等为馅料的肉粽,粽子的包裹料也从菰叶变为箬叶和芦苇叶。

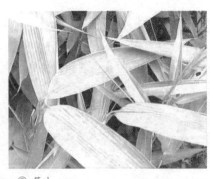
◎ 箬叶

粽子一般以糯米为主料,红枣、豆沙等为馅。除了糯米,用来包裹粽子的外皮也很有讲究,多选用性味清凉、有芳香味、无毒的植物叶子,我国人民制作粽子开始用菰叶,后来普遍用箬叶。

食用粽子时,可以通过食物的搭配来达到解腻的目的,像枣泥、豆沙等特别甜的粽子,可以搭配薄荷茶、绿茶等;特别油腻的肉粽可以配上普洱茶、菊花茶、山楂茶等,以帮助消化。

和年糕、元宵一样,粽子也是高热量、高糖分的食物,过多进食无益于健康。肉粽、豆沙粽等含脂量较高,会增加血液黏稠度,影响血液循环,高血脂、高血压、动脉硬化等患者要特别注意避免食用。

月饼

中秋是我国的传统节日,自古就有帝王春天祭日、秋天祭月的礼制,民间每逢八月中秋也有拜月或祭月的风俗。月饼最初是作为祭品用来供奉月神的,但随着时间推移,慢慢演变为一种节令食品。

月饼不仅精致美味,还有较高的营养价值。制作月饼的馅心采用的植物性原料种子,多属性温平之物,有强心、镇静、安神的功效,有的种子富含维生素 E,能够延缓衰老、滋润皮

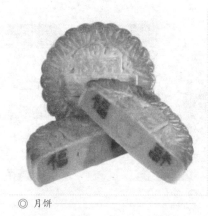

◎ 月饼

肤,有的含有较高的不饱和脂肪酸和矿物质,它们都有一定的保健作用。

但是,月饼糖多、油多,属于高热量食品,多吃易引起肠胃不适,因此食用时要注意适量,尤其是老人、儿童和肠胃功能较弱者,切忌过量食用。月饼多吃易腻,可以配上清淡的花茶,既美味爽口,又可解腻助消化。

此外,一些疾病患者应慎食月饼。月饼含糖分较高,过量食用会使血糖增高,因此糖尿病人需慎用;月饼含脂肪量也较高,且多由猪油等动物性脂肪制馅,会增加血液黏稠度,对心血管病患者尤其胆固醇高者非常不利,也不利于胆囊炎、胆结石患者的病情恢复;肾病患者忌多食咸味月饼,否则易导致大量饮水,增加肾脏负担,出现水肿;还有胃溃疡患者,多食甜味月饼会促使胃酸大量分泌,刺激溃疡面,加重病情。

腊八粥

岁末为了庆祝丰收,感谢神灵庇佑,人们要猎百兽、陈百物祭祀祖先和神灵,称为腊祭。在这一天吃用各种谷物、豆类、果品、肉类等混合煮成的粥,称为"腊八粥"。

腊八粥的原料,北方民间多用大米、小米、玉米、高粱、糯米、黄豆、小豆、核桃、栗子、枣、山药等;南方则喜在大米、糯米中加入薏米、白果、黑豆、莲子、桂圆、荔枝等,也有加入蔬菜和肉类的。腊八粥多于腊月初七夜间文火慢熬,初八清晨食用。

腊八粥是一种美味的节令佳品,同时还富于营养,又容易消化吸收,有很高的食疗价值。李时珍在《本草纲目》中收录了五十五种食用粥用于食疗,认为"**方古有用药物、粳、粟、粱米做粥,治病甚多**"。可见,古人已把食粥当作一种益寿延年的保健措施。

腊八粥所用食材包括薏米、栗子、核桃、红枣、白果、莲子、桂圆等,都是被中医药学认为在食性药中堪称"上品"的滋补药材,尤其粗粮、细粮、豆类同煮的熬制方法,能够充分发挥各种食物蛋白质相互补充的作用,并且更易被人体吸收。同时,米、果类中矿物质、维生素、碳水化合物的含量也较高,对人体大有补益。难怪陆游赞叹道:"**我得宛丘平易法,只将食粥致神仙。**"

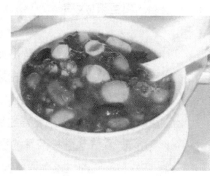

◎ 腊八粥

161

第二节 养生孰为本，元气不可亏
——四季养气

四季和六气

中医认为，人与自然是相互呼应的，人体健康与自然变化、四季循环之间有着密切的关系，从而确立了"天人相应""六气致病"的理论，并总结出一整套顺应四时的养气方案，以达到防治疾病和延年益寿的目的。

所谓"六气"，是指四季的交替变化带来的风、火、暑、湿、燥、寒六种不同的气候。六气变化是正常的气候演变，是万物生长繁衍和人类生存发展的条件，一般不会造成危害。再加上万物也都有一定的调整和适应能力，所以大多数情况下六气是有益于生物的生长和人体健康的；但不排除有时六气的变化特别剧烈，超出了人体调节功能可承受的范围，而人体正气不足、抵抗力下降时，对于环境变化的调节和适应能力也会大打折扣，这些情形下就会引发疾病，这时六气就称为"六淫"或"六邪"。

自然环境和气候的变化会影响人体健康，同时，人体的机能也有呼应自然规律的一面。中医认为，一年四季中，春生、夏长、秋收、冬藏，与此相应，人体气血也随着季节变换而有内外、上下的变化。春季气暖，故人体气血从下向上移动；夏季气热，故人体气血由内向外聚集；秋天气凉，故人体气血由外向内移动；冬天气寒，故人体气血向内部聚集。

既然人体气血随季节气候变化而变化，要保持气血畅通和身体健康就要注意顺应四时，也就是根据四时特点，通过调整日常生活习惯，适应季节、气候的变化，保持机体阴阳平衡，维持生命机能，避免六邪侵袭。古代医家特别讲究"春夏养阳，秋冬养阴"，就是说人们要通过衣食住行在内的各种活动调养阳气、阴气，使其平衡舒泰。

在中医理论指导和长期生活经验积累下，人们形成了顺应四时以保健康的观念和准则，日常生活中的许多习惯、讲究其实都体现了这一观念，具体说来就是，春养生气、夏养长气、秋养收气、冬养藏气。

春养生气

春天，阳气生发，自然界万物生长发芽，呈现出一派生机勃勃景象，人体的阳气也随之生发上移，日渐旺盛。这时就要注意在衣食住行各方面激发人体阳气，适应节令变化。

在饮食上，春季宜食用温甘之品以散寒去风，少食辛燥之物。生活起居上讲究早起晚睡，增加户外活动。可选择较为舒缓的锻炼项目，多在阳光下运动，或者到野外踏青春游等。如果仍像冬季那样早睡晚起，深居简出，懒于活动，肌体的生发之机就难以萌动，轻者筋骨乏力，精神疲倦，重者则有碍肝气舒发调达，体内气血津液输布不畅，导致旧病复发。

此外，还要保持心情舒畅。因为肝气与春季相通，随着春季阳气生发，肝阳也日渐旺相，疏泄、调达之性也较为突出。

也就是说,春天生机蓬勃,人会变得乐观豁达,有利于调和脏腑、协调气血。如果情绪变化激烈,肝气疏泄太过,会破坏脏腑平衡,导致疾病。所以,保持舒畅乐观的心情是十分重要的,有利于激发阳气生长,促进脏腑功能。

同时,春天阳气初生,还较为微弱,所以要特别注意身体的保养和维护。特别是初春气候变化频繁剧烈,还会出现寒流和冰雪天气,早晚气温也较低,容易引发感冒和呼吸道疾病,因此要注意根据气候变化适时适度添减衣物。

有句俗谚是"春捂秋冻",就是说由冬入春后,气候乍暖还寒,先不要着急撤减衣被,可以适当捂一捂,否则寒气入侵会损伤阳气。但也要注意捂得适度,如果气温已经很高,仍然穿着厚厚的冬装,一活动很容易出汗,汗多亡阳,就背离维护春阳的初衷了。还有初春尽量避免进食生冷食物,不可贪凉等生活讲究,都是出于保养阳气的考虑。

春天还是一个风气较盛、多雨潮湿的季节,地面湿气随着阳气上升,容易诱发痼疾,使人得风湿痹症,以及外感风邪引起的感冒、上呼吸道感染和心血管疾病等,因此春季起居要特别注意防潮避风。

🌀 夏养长气

夏季,阳气旺盛,万物生长茂盛而强壮,人体阳气也随之生长壮大,脏腑功能较强,在饮食起居上就需要有别于春天了。

在饮食上,由于夏季天气炎热,人体水分流失较多,导致消化液生成和分泌减少,肠胃蠕动变弱,食物的消化尤其是蛋白质和脂肪成分的消化能力降低,人们多食欲不振,喜欢吃清淡凉爽的食物,而对高热量的食物不感兴趣。但同时,夏天人体热能消耗较大,如果营养不能得到及时补充,就会出现头昏脑胀四肢乏力等症状。在这种情况下可以制作一些营养粥、营养汤、凉拌食品等。夏季阳气旺盛,相应地,人也感觉精力充沛,起居上可以晚睡早起,积极参与到运动和工作中去。但是,夏夜炎热往往造成入眠困难,再加上天亮得早,实际的睡眠时间非常有限,而夏天人体新陈代谢较之其他季节都要旺盛,能量消耗很大,睡眠不足容易破坏机体平衡,导致精神不振。所以,我国人民有夏季午睡的习惯,既可以补充睡眠,又可避免在一天最热的时候工作或户外活动而诱发中暑,无论对提高下午的工作效率,还是对保持身体健康都有好处。

由于夏天天气十分炎热,而暑热之气容易伤气伤阴,所以要避免在炎热环境中从事剧烈活动,以免耗伤气阴。有的人贪图凉快,喜欢吃过于寒凉的食物,光着膀子袒胸露背,或者坐卧在当风处以及阴冷潮湿的地方,睡眠时经常直接在路边屋顶铺张塑料布或凉席露天过夜,或者整夜开着电风扇和空调。这样虽然凉快,却对身体有害,因为在阴凉环境中过久,会伤害人体阳气,诱发各种疾病。

具体来说,多食寒凉之物,袒胸露背,都对脏腑不利,因为人体脏器喜暖怕凉,十分娇嫩。如果胸背受凉,很容易导致肠胃、呼吸道和心血管疾病。所以,夏天最好少食过凉的食物,再热的天气也要遮住前胸后背。很多小孩要穿着小肚兜,盖住胸腹,也是这个道理。

至于打地铺、吹风扇等,危害更大。打地铺时人体和地面只隔一层薄薄的凉席或塑料布,再吹电风扇的话,凉风和地表向上蒸发水分导致人体散热过多,第二天人多会感到头昏头疼,虚弱无力,严重的会全身酸痛、腿脚痉挛,诱发风湿性关节炎或类风湿病。而且天热排汗较多,毛孔张开,风邪容易侵入,再加上后半夜气温降低,熟睡中人体器官活动减弱,适应外界气温变化的调节能力不强,往往容易受凉,导致腹痛腹泻、恶心呕吐,严重的甚至会诱发中风。所以,民间讲究夏季睡眠忌室外露宿、袒胸露腹、睡地上、穿堂风、通夜不停扇,是非常有道理的。

夏末秋初时期是阴阳交替的阶段,这一时期的气候特点是暑热与雨湿混杂,所以要特别注意避免受到暑湿邪气的侵袭,尤其不能淋雨涉水、进食生冷、久居潮湿之地,以养护脾胃。

🐚 秋养收气

秋季是天气由热逐渐变凉的季节,阳气渐衰,阴气渐长,人体阳气也渐趋内收,脏腑功能减弱。所以秋季应早睡早起,适当减少运动量和劳动强度,同时注意饮食上的补养,使肌肉、筋骨、脏腑得到恢复和补充。

具体来说,由夏入秋后,天气往往会有反复,或燥热难当,俗称"秋老虎";或风寒露冷,霜风凛冽,这样的天气变换最容易引发咳嗽等呼吸系统疾病。秋天的主气为燥,燥气可以驱散夏末雨湿,但太过干燥又会有伤阴津,导致皮肤干燥、口干咽燥、大便秘结、口渴等现象,尤其容易损伤肺脏。

针对这种季节特点,主张人们秋天多吃性味平和、略为温补的食物,少吃寒冷食物,但也要避免大热大燥。同时还要注意避免过量食用辛燥腥膻之物,戒烟戒酒,以防秋燥。

秋季到寒露霜降时,温差明显加大,天气寒冷,尤其霜风袭人,阴冷刺骨。此时就要注意避免霜风侵袭,防止呼吸道疾病和心血管疾病发生。天晚了尽量不要外出,即使在室内活动,也要尽量早睡,以免寒气侵入,积寒成病。对于体魄强壮的人来说,则不妨早起,到户外散步运动,可以增强机体免疫力和御寒能力,以抵抗即将到来的严冬。

冬养藏气

冬季是四季之末,此时阳气内藏,阴气旺盛,人体气血流动也随之内收阳气,长养阴气。由于冬天主气为寒,如果寒气不足,阳气就无法内收,致使阴气失于长养;但寒气过盛,又会损伤阳气,这两种情况都会损害身体健康,引发疾病。五脏之中,肾气与冬季相通,冬季过于寒冷会损伤肾阳,进而损及全身阳气。所以,冬季最讲究补肾,维护阳气、固补阴气。

在饮食上,由于冬季气温低,人体散失的热量更多,清淡食物已经无法满足身体的需要,这时就要多吃含蛋白质和脂肪较多的动物肉类,以补充足够的热量供身体所需。

为了补充阳气,也要适当进食一些温补滋养的食物或中药。适当食补的效果甚于服用补药,但要补之有度,太过就会助阳化热,损伤阴精,导致疾病,违背了食补的初衷。

冬季还可以吃一些含明胶的食物,以使皮肤光泽柔润,增强御寒能力,避免皮肤在干燥寒冷的天气状况中开裂。

在起居上,由于冬季过于寒冷,所以要注意室外保暖和室内取暖,这也是维护阳气、固护阴气的必要措施。这一时期应该早睡晚起,以避寒气,同时注意休养生息,避免过于劳累而扰动阳气、耗散阴精。户外活动可以适量安排,以增强肌体对寒冷环境的适应能力,时间和运动量可视自己的身体健康状况而定,但最好不要过长过量。

为了增加室内温度,冬季人家多半使用空调、暖气等设备,或者生炉取暖。为了保温,往往门窗紧闭,以防止热气散失,但这样一来人体呼出的二氧化碳和烧煤产生的一氧化碳、二氧化硫等有害气体长时间留在室内,不能及时散发出去,会使人产生头晕恶心等缺氧症状,严重时甚至会造成窒息死亡。所以,冬天室内取暖保温的同时,千万不能忘记开窗通风,排除室内污浊空气。正如民谚所说:紧闭窗和门,疾病就上门。多开窗、保健康是冬季保持身体健康必须谨记的要诀之一。

自然界有春夏秋冬四季交替的运动,人体亦有阴阳之气此消彼长的运动,顺应自然规律,自己的衣食住行,就能维持人体自身的和人体与自然界之间的阴阳平衡,如此,则病邪难入,健身益寿。

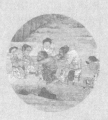

第七章

中西医的碰撞与融合

历史发展到近代，中国社会开始了现代化的进程。所谓现代化，在一定程度上就是西化，就是说中国文化传统在很多方面受到西方文化的冲击和影响，中医也不例外。西方医学是一个以解剖学为基础的知识体系，这与中国传统以五行气血理论为基础的知识体系截然不同。

在一个相当长的时期内，当现代科学价值观逐渐取代了传统和习惯时，中医的社会影响力逐渐下降，甚至出现了前所未有的危机。然而，社会总是在不断反复中前进的，当人们开始反省科学思维自身的局限性，并能更加客观地对待传统文化的时候，中医又受到了关注。同时，中医也在与西医的碰撞、融合、观照中，找到了自己的发展方向。

无论如何，中西医的冲突、融合和发展，不仅是医学自身的事情，同时也体现了两种文化的竞争、认同和发展，是一个十分重要的文化现象，关系到我们的选择和未来。

第一节 西学东渐
——西医的引入

西医引入中国经历了一个规模和影响由小到大的漫长过程，中间跨越数百年。随着鸦片战争后西医传入力度的增强和形式的多样化，近代西医学的成果不断引入中国，为西医在中国的发展奠定了基础。

西医学东渐早在16世纪就已开始。明末清初，来华的传

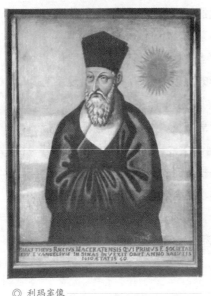

教士把基督教带到中国的同时,也带来了西方近代科学和医药学。利玛窦的著作《西国记法》就载有生物学知识,其中包括脑的解剖位置和记忆功能。

明代医药学家李时珍也提出过"脑为元神之府"的新见解,和中医权威经典《内经》"心主神明"的观点大相径庭。

但是,中西医双方的这些新发现都没能动摇传承数千年的《内经》之说。利玛窦的理论也只是聊备一说,从者甚少。

之后,瑞士人邓玉函来华,他是第一个传教士医生。虽然他是罗马教廷科学院院士,在欧洲科学界地位崇高,但他在华译述的《泰西人身说概》和《人身图说》等盖伦医学思想并无明显反响。法国传教士巴多明则把《人体解剖学》译成满文,是向中国介绍西医解剖学的最早论述。

◎ 利玛窦像

由于当时传入的西医主要是浅显的解剖生理知识,应用不多,在临床技术上相较中医并无明显优势,再加上中国正处于明清易代之际,对科学文化方面关注有限,所以这一时期西医的传入总体来说影响不大。

西医真正开始对中国医学发生影响是在 19 世纪初。1805年,葡萄牙医生埃维特和东印度公司医生皮尔逊将种牛痘术引入中国,因效果奇佳而得以迅速推广,各地建立了许多种痘所,成为大规模传播西方医学的前沿阵地。

　　鸦片战争后，中国社会的性质和原有的历史进程遭到强制性改变，半殖民地的社会形态和开放的通商口岸使得西医技术大举传入，之后的半个世纪成为确立西方医学在中国地位的关键期。

　　这一时期的西医传入仍然跟传教士关系密切。他们在传教的过程中发现，以医传教的方式更容易赢得中国人的尊重和信任。于是，他们以传教为目的，以行医为手段展开传教活动，客观上为西医在中国的发展培育了广泛的社会基础。总的来说，这一时期的西医传播主要有建立医院、创办医校、编译医书、留学学医四种方式，范围也从沿海逐渐扩散到内地，形成一股大规模全方位的西医传播浪潮。

建立医院

　　早在 1834 年，基督教美国公理会国外布道会就决定把医疗作为对华传教的主要手段，并向中国派出了第一个传教士医生伯驾。次年伯驾就在广州设立了第一所眼科医局，广州成为近代西方医学最早输入和最先繁荣的城市。1838 年中国医学传教协会在广州成立，借医传教有了正式的组织体系。

　　鸦片战争后，一系列不平等条约迫使中国大量开放通商口岸，供资本主义国家进行对华贸易和传教，教堂纷纷建立，并逐渐由沿海扩散到内陆地区，西医作为传教手段和帝国主义文化侵略的工具得到大力发展。

　　1842 年，伯驾从美国回到广州，在眼科医局的旧址上新建医院，后更名为博济医院，成为当时规模和影响最大的教会医院。伯驾还引入了许多当时十分先进的仪器和治疗手段，使得西医在中国的传播几乎紧跟它在本土的发展脚步。

以麻醉剂为例，1846 年美国医生摩顿首先使用乙醚拔牙，同年伦敦外科医生也开始在外科手术中应用乙醚。伯驾在中国的行动非常迅速，当年就引进了乙醚麻醉法和麻醉仪，并应用于临床。1847 年辛普森医生首次将氯仿用于外科手术，次年伯驾也引进了氯仿麻药，并在 1849 年 11 月 24 日首次应用氯仿麻醉成功实施了一例摘除膀胱结石的手术。

◎ 伯驾

乙醚和氯仿这两种麻醉药对西医外科的根本性进步有重要作用，伯驾的及时引入不仅提高了医院实施外科手术的水平，而且大大扩展了外科手术的范围，其治疗范围包括眼科、内外科、骨科、皮肤科、牙科等，肿瘤、膀胱结石、乳腺疾病、坏死性骨骼切除等手术的成功率颇高，解决了一些中医难以起效的问题，扩大了接受西医的民众基础。

除广州外，上海、宁波、厦门、福州等沿海通商口岸也都纷纷建立了教会医院，其中上海教会医院的规模仅次于广州。在上海从事医药事业的教会仍然是英美的基督教会和法国的天主教会。

英国传教士洛克哈特开创了在上海建立教会医院的历史，他的医院每年接待的病人多达万余。美国的詹姆斯、泰勒、凯利、菲什等传教士和医师，法国的神父勒麦特里和外科医生法勒、休巴克等，也都在上海开设了诊所。

随着内地通商口岸渐次开放,西医的脚步也随之而来。

这一时期是西式医院在中国生根成长的阶段。据统计,1850年中国还只有十家教会医院,至1897年已经增至六十一家。1900年之后,庚子赔款为教会医院的建立提供了充足的资金支持,西医规模更盛,至1905年已有各类医院和诊所四百多家。教会医院和诊所成为引介和传播西医的重要基地。

创办医校

西医传入中国的同时,西医教育也随之展开,并经历了由零散到系统、由业余到专业的转变。

西医传入初期,传教士医生人手有限,无法满足繁重的医务工作需求,于是他们就在医院和诊所招收中国学徒,传授粗浅的医学知识,培养医务助手,因此,早期的西医教育是在医院内以师带徒的形式进行的。

随着西医成果的不断引入,西医的传播和接受有了比较深的根基,培养本土医务工作者的要求就被提上了日程。这时,以师带徒的方式不再能适应系统完整的医学学习的需要,全面开展西医教育势在必行。而19世纪末20世纪初越来越多的传教士医生和职业医生来到中国,也为创办专门的西医学校准备了师资条件。

1866年,博济医院开风气之先,率先设立博济医校,这是中国第一所西医学校。1879年,博济医校从博济医院分离出来,开始专门从事医学教学工作。

但从这时开始一直到19世纪末的几十年间,以师带徒还是教会医院医学教育的主要方式。到1897年为止,六十一家教会医院中仍有三分之二采用的是以师带徒的教学方式。这种局面一直到 1900 年后才改观。

《辛丑条约》的政策支持和庚子赔款的资金支持使得西医教育在 20 世纪初迅猛发展,1900 年之后的二十年间就建立起了二十三所教会医学院校,以及三十六所护士学校、药学校、助产学校等。北京协和医学院、长沙湘雅医学院、上海震旦大学医学院、山东齐鲁大学医学院等如今赫赫有名的医学院校,都是在这一时期创建的。

随着西医学校的建立和西医教育体系的完善,培养了大批医护人员接受了专业教育培养,为西医在中国继续传播、扩大影响和本土发展提供了强劲的力量。

编译医书

除了创办医校,众多西方传教士和医生还有意识地编写和翻译西方医学书籍,这也是早期西医传入的重要途径之一。早在 1815 年,皮尔逊的《新订种痘奇法详悉》就被翻译成中文,在广州流传,并逐渐推广到其他地区,这标志着西医文献在中国传播的开始。

1851 至 1859 年间,英国传教士医生合信出版了《全体新论》《西医略论》《内科新说》《妇婴新说》等五种医学著作。这是传教医生首次自觉地、有计划地把西方临床医学比较系统地引进中国。合信医书也成为中国近代西医学启蒙的教材,对近代中国西医的发展产生了很大影响。

此后,编译西医医书的重要性引起了广泛注意,更多的医生学者投身到这一领域中。

此外,博济医院的美国医生嘉约翰编译了《内科全书》等二十种医书,广泛介绍了当时的西医西药,对培养本土西医人才有积极的推动作用。

英国人傅兰雅、德贞等,也翻译和编著了大量介绍西方科学技术和西方医学的书籍。

上海美华书馆则致力于出版各种译成中文的医书,推进了西医在中国的传播。

至辛亥革命前,已有约百种西医译著在中国流传。

特别值得一提的是丁福保于1914年编成的《丁氏医学丛书》,它基本上涵盖了当时西医基础医学和临床各科的最新成果,对中国医学界的影响颇大。

同时,中英文医学刊物也纷纷创立。自1880年广州博济医院出版《西医新报》,拉开了创办医学报刊的序幕之后,博济医院主编的《医学报》、汉口圣教会主办的《盖文月刊》、中国医学传教会出版的《博医会报》等中英文刊物纷纷涌现,广泛译介西方医学最新成果,有效地促进了西医传播和学术交流。

从传教行医到创办医院、学校,编译医书,在中国西医逐渐由单纯应用深化到人才教育,其渗透力和影响力越来越大。同时,还有一种方式对西医在中国的传播和发展起到了关键作用,就是留学学医。

留学学医

鸦片战争的失败打碎了清政府天朝上国的狂妄之心。为了巩固统治,清政府掀起了洋务运动,企图以西方先进的科学技术来挽救腐朽的统治,于是他们派遣公费留学生到国外学习科学技术。

其中黄宽是中国留学欧洲学医的第一人,他先后在美国马萨诸塞州的孟松学校和英国爱丁堡大学学习,获得爱丁堡大学医学博士学位,回国后在博济医院行医执教,是我国第一代西医。

民间的留学活动也时有发生,其中金韵梅是我国第一位留学习医的女性,从美国纽约女子医学院学成归来后,她曾在厦门、成都、天津等地行医并开办了护士学校。

到19世纪末20世纪初,资本主义列强认识到,要真正统治中国,就必须动摇原有的文化根基,以西学来全面取代传统的中国文化。因此,培养为他们服务的西式人才迫在眉睫,于是列强纷纷和清政府签订协议接受中国留学生。

同时,面临严重的民族危机,我国的资产阶级改良派和革命派为了寻找救亡图存的道路也纷纷出国留学,掀起了这一时期的留学热潮。

短短几年间,到欧、美、德、日等国家留学的学生就多达数万人。他们学成归国的同时,也带回了当时最先进的医学成果,成为传播西方医学的中坚力量。

西医的引入就这样从无意识转为有意识,从零散化走向系统化,完成了西医在中国的初步扩张和发展。而西医在引进过程中不可避免地要与中医正面交锋,遭遇这种异质文化时,本土中医学有什么反应,两种迥然不同的医学体系又是如何共存的呢?

第二节 狭路相逢
——中西医的碰撞和选择

西医引进中国短短几十年，就由一股幼弱的新生力量迅速壮大，至20世纪初已渐成气候，本土的中医学根本无法忽视和回避这个突然的闯入者，在它们狭路相逢时，中医学的传统道路不可避免地发生了改变。

初期的和谐

所谓中西医的初期和谐，实际情况是近代之前，西医学虽有输入，但影响甚微，根本无力对中医学构成冲击和威胁，中医学也始终处于独尊的地位，沿着固有的发展轨迹稳定自主地前行。

从明末西医的涓滴流入，到鸦片战争前的以医传教，西医还没有体现出能够独立对抗中医的技术优势，中国医学界也没有将西医视为威胁，有意识地进行抵制，反而还以开明的学术思想，积极吸纳借鉴西医先进的医学成果，因此两者相安无事，和谐共存。有两件事可以说明当时中西医和谐共处的状态。

1805年，种牛痘术由皮尔逊引入中国广州，在广州十三洋行的支持下迅速普及推广到其他地区，译刊种痘术、雇人学习种痘术、开设种痘所等活动也风风火火地展开。皮尔逊写的《新订种痘奇法详悉》也四处流传。这本小册子辗转到了种痘术的发明者爱德华手中，不禁让他感慨，中国人竟比他的家乡英国更信赖种痘。

原来，早在1793年，牛痘就已研制出来，却被欧洲医学界普遍质疑，直到1802年，才在欧洲和美洲首次试用。相比之下，中国对牛痘的引进和接受不可谓不迅速。可见，当时西医并没有因为是舶来品，而被社会大众排斥或认为是侵略，只要有疗效，人们是非常乐意接受它的。

社会大众对西医态度如是，医界人士亦开明融通。王清任直言要为传统医学改错，在1830年出版的《医林改错》中针对中医的一些错误观念提出了新见解。他发现视觉神经是由眼球通往脑部的，断定眼所视、耳所听、鼻所闻皆通于脑，再参考李时珍"脑为元神之府"的观点，在《医林改错》中专设"脑髓说"一章，力求推翻《内经》传统的"心主神明"说。他还亲自观察尸体，绘制"改正脏腑图"三十五幅，收录于书中。虽然不乏舛误之处，但他的实证精神令人叹赏。从王清任的思路可以明显看到中医受西方解剖学影响的痕迹，这种借鉴西医、反思传统医学的学术精神是十分可贵的。

反观这一时期西医对中医的态度，英国皇家医学会院士合信于1851年来华，同年将自己的《全体新论》和王清任的《医林改错》同时发行，有意识地挑战中医传统脏腑学说。但值得注意的是，合信是一位纯粹的学者，他的目的并不在于以西医为手段行文化侵略之实，而是致力于传播医学知识，因此他对中医的挑战应该是一种单纯的学术争鸣。尽管他挑战中医理论，在临床上却中西药并用，并不视二者为对立，从中亦可见兼容并包的学术通达态度。

总体来说,19 世纪前期和中期的西医传播并未对中医构成致命的冲击,中医的权威地位并未动摇,二者基本上互不干涉、和谐共存。

摩擦与回应

当然,对于 19 世纪西医学在中国的传播,中医学界不可能没有任何反应。尤其在合信的五种医书出版以后,中医感受到了来自未知实力的对手的挑战,并对此作出了回应和反击。

1887 年,罗定昌著《中西医士脏腑图说》,坚持《内经》说法,批评合信《西医新论》中的西医解剖,认为中西医的差异并不代表中医理论就是错误的,只不过是异域风土差异所致,以此维护《内经》的权威地位。

1892 年,唐宗海著《医经精义》,遥应合信的挑战。他同样坚持中医经典的正确性,但也指出近来中医已渐失真传,故舛误颇多,可以借鉴西医有用之处,丰富和完善中医学说。

同年,朱沛文著《华洋脏象约纂》,详细比较了中医经络系统与西医循环系统理论及二者对血液论述的差异,虽然仍坚持以中医理论为正宗,但也认识到了西医在临床应用上的优势,对西医学的态度比较中肯。

应该说,在甲午战争失败之前,尽管中西医之间也有摩擦和冲突,但规模、范围、影响都不大。西医的挑战并没有让中医学界感受到迫在眉睫乃至关系到生死存亡的威胁,只是开启了他们对中医的反思之路。在他们的设想中,只要适应时代趋势,把西医新知有效吸纳进传统的中医体系并准确定位,就能消弭中西医之间的冲突,并使中医在新的时代保持长久的生命力,稳步发展下去。

但是,到了 19 世纪末,随着建医院、办医校、译医书等活动的蓬勃开展,西医已悄然确立了自己在中国的地位,不断挤占中医的生存空间。中西医这两种不同的医学体系进入了短兵相接的阶段。

中医的危机

甲午战争后,中医真切地感受到了自己所面临的危机。

这种危机一方面来自医学界自身。随着西医大规模传入和迅速发展,其在中国迅速建立起社会地位和知识权威,而一些接受了西学的人以西医体系衡量中医,认为中医是落后的、不科学的,还会阻碍西医的传播,因此提出了废止中医的要求。

另一方面,中医的危机又有着特殊的历史背景。甲午战争失败后,中华民族面临亡国灭种的危机,有识之士走上救亡图存的道路,要求以改良、改革乃至革命的方式求得民族的自新自强,传统文化成为改造变革的对象,作为传统文化重要组成部分的中医学自然不能幸免。中医真正走到了危急存亡的紧要关头。

早在 1879 年,俞樾就发表《废医论》,最早提出废除中医中药的主张,但并未引起大的反响。

1895 年郑观应出版《盛世危言》,全面批判传统学术。

1905 年清政府取消科举制,象征传统经学权威地位的丧失。

新文化运动推崇"赛先生"(科学),破除传统成为时代的召唤。

尽管这些论争并不一定直接针对中医学，但毫无疑问动摇了中医在传统文化和学术思想方面的根基，中医理论的科学性和治疗的有效性也备受质疑。

这一时期，批判中医之声不绝于耳，废止中医的呼声也一浪高于一浪。严复、梁启超、章太炎等人都大力主张废除阴阳五行学说。梁启超认为，中国传统学术将无数事象尽数归为阴阳五行，并以此支配性命攸关的医学是学界之耻。阴阳五行是中医理论的核心，废除它就相当于抽离了中医理论赖以生成和发展的基石，是对中医学的彻底否定。他们以学界领袖身份号召废除五行学说，无疑给中医以重大的打击。

同时，国内的西医界对中医的攻击更为猛烈，而且与梁启超等人着眼于中医学现代化和科学化的诉求不同的是，他们要为西医在中国的顺利发展扫清道路，因此对中医的态度是全面的攻击和否定。其中批判最强烈的当属余岩。

183

余岩是系统接受西医教育的留学生，对中医的一整套理论学说都嗤之以鼻。他在1916年发表了《灵素商兑》一文，自信地宣称，必将彻底摧毁旧医家的阴阳五行十二经脉之说，而只要证明中医的理论基础是虚妄的，整个中医学体系将不攻自溃。

中医批判的浪潮还一路从学术界蔓延到了政治领域。

1913年，北洋政府教育总长汪大燮改革大学教育制度，将中医排除在医类课程之外，敲响了中医存亡的警钟。

1915年，江苏袁桂生将"废五行说"作为一项提案交神州医药总会讨论。

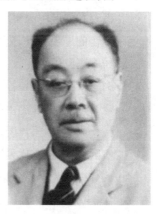

◎ 余岩

1929 年,余岩在国民党政府中央卫生委员会议中提交废除旧医、推行新医的议案,同年,国民政府通过了《废止旧医以扫除医事卫生事业之障碍案》。

至此,中医的权威地位几乎丧失殆尽,西医后来居上,成为 20 世纪以来中国医学的主流。

救亡之路与融合的努力

在变革救亡的历史背景下,面对废止中医派人士咄咄逼人的攻势,中医界迅即作出反应,为中医学的生存延续奔走呼号。

1913 年,北洋政府颁布新学制,不承认民间自发的中医教育。针对这项法案,全国十九个省市的中医界组成中医救亡请愿团,要求中西医平等,中医教育合法化,但最终无果。

1914 年,《中医救亡刍言》发表,号召医界人士为保存和发展中医学谋求出路。

在学界和政界的双重压力下,一些中医学家就如何有效保存和发展中医学展开了思考。他们认识到,随着西医种种优势的显现,其加速发展的脚步已势不可挡,单凭顽固坚守传统中医已不可能收复失地,只有以开明的态度吸收借鉴西方医学的优势,取长补短,融会贯通,实现中医的现代化和科学化,才能为中医的生存增添力量。

为此,中医界展开了一场反思中医和融会中西的思考和实践,其中最有代表性的是中西医会通和中医科学化的试验。

中西医会通思想是针对废止中医之说提出的一种解决方法,主张中医与西医正面周旋,融会贯通,当时影响甚大,形成了一个学术流派,代表人物是恽铁樵和张锡纯。

恽铁樵有比较融通的学术视野，积极汲取西医学说，寻找中西医理论相通的可能性。在《伤寒论辑义》中，他借用西医概念注释《伤寒论》，向读者介绍西医学理，显示出会通的学术思路。当然，他的根本目的还在于维护中医理论，在中西医会通中也主张兼采中西之长而以中医为主，试图以此完成中医的更新，从重重危机中突围而出。

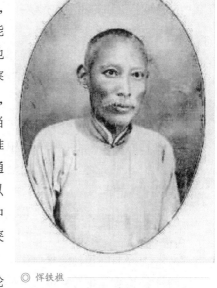

◎ 恽铁樵

恽铁樵注重借西医理论改良中医学说，张锡纯则着眼于中西会通在临床上的价值。他认为，西医对中医的挑战并不在于对五行脏腑学说的动摇，只要中医能够显现出临床上的优越性就不会灭亡，因此主张以西医之长补中医之短，提升中医的临床功效。在临床实践中，他也以疗效为先，不拘泥于中西任何一方的诊治观念，药物并用，开启了中西医临床会通的新思路。不过，他也强调中医包括西医之理，主张"衷中参西"，也就是维护中医立场，而以西医为辅。

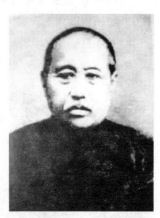

◎ 张锡纯

中西会通派致力于中西医的融会相通，在理论和实践上都有所建树。但是，他们对西医缺少全面深刻的认识，知识结构仍以传统医学为主,因此所谓的中西会通,最大限度也不过是将自己所知的西学知识填补到中医体系中去,甚至还时见谬误。

同时,在学术立场上,他们也认为,尽管中西医各有短长,但中医仍是医家正宗,西医远不能与之分庭抗礼,因此坚决维护中医的优越地位。

而要真正融会中西,非有学贯中西的广阔视野和一视同仁的平等眼光不能实现,因此中西会通派的努力并不能创造出科学先进的新型中医体系,充其量只是为中医之存续而施行的缓兵之计。

同时期,新文化运动兴起,前所未有地张扬科学的力量。随着各门现代学科在中国初步站稳脚跟,一场改造传统学术文化、弘扬科学精神的科学化运动轰轰烈烈地展开了。所谓的科学化,就是把对象转化为系统的、合理的、正确的、真理性的东西。

作为传统文化的一部分,中医自难幸免。"中医科学化"就是在这种背景下提出来的改良主张,代表人物是丁福保和陆渊雷。

丁福保认为,中医存亡危机的关键是内在的学术问题,尤其是五行理论对中医走向科学化大有阻碍,应当废除,主张彻底改革中医。

陆渊雷认为,尽管中医理论的正确与否并不影响中医的实效,但中医理论确有虚玄之处,并会影响到人们对其实效的信任,如果坚持捍卫中医理论,其更会成为被攻击

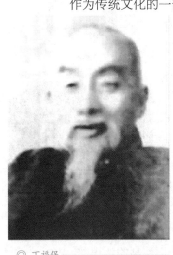

◎ 丁福保

的弱点，以致危及中医学的发展。因此，他主张把中医理论转化为正确合理的真理性体系，以获得科学界的认同。但是，他的主张虽充分肯定了中医药的经验，却基本否定了中医理论体系，不乏偏激之处。

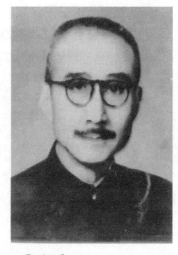

◎ 陆渊雷

中医科学化的论争从20世纪二三十年代一直延续到五十年代，直到新中国成立后还有余波。陆渊雷在1950年召开的第一次全国卫生工作会议上仍坚持中医科学化观点。1951年至1952年卫生部颁布

规定，中医执业者必须重新学习西医课程，通过考试方可行医，这又一次引起了中医科学化的争论。

中医科学化的观点不能辩证地看待中医理论，取其精华，去其糟粕，反而主张全盘否定，有着明显的局限性，但它积极思考和探索中医与现代科学知识接轨的方式，尤其勇于正视中医理论的缺陷，坚持科学的研究方法，又值得肯定。

但是，中医科学化又引发了另外一系列思考：作为一种建立在传统学术基础上的医学体系，中医真的能够通过改造，并被现代科学所容纳吗？或者说，中医科学化是否有成立的可能性？如果中医通过改造实现了科学化，是否意味着被西方医学同化，这是否又是另一种形式的灭亡呢？这些问题始终迷惑着中医界。

就在中医界为中医的存续四处奔忙之时，西医已建立起了自己的知识权威和社会地位，成为20世纪中国医学的主流选择。在这场中西医学的碰撞冲突中，中医几乎全盘落败。

但是,中医传统地位的丧失并不意味着它就此销声匿迹,中西医会通和中医科学化的实践已为中医的生存发展指出了新方向,那就是中西医结合。

第三节　中西合璧,体用为一
——中西医结合

广义来说,凡是会通中西医的诊治概念与方法,并行或互补地施用在患者身上,就是中西医结合。如 20 世纪初中西医会通派针对废止中医说所作的一系列理论思考和实践就是早期的中西医结合。

在现代,中西医结合则是新中国成立后政府长期施行的卫生政策,是我国医疗卫生事业的一项工作方针。

中西医结合就是以现代医学等现代科学知识和手段,来继承和发展中医药,中西医学相互补充,取长补短,诊治疾病的医学形式。

新中国成立之前,除了中西医会通派融汇中西医的努力之外,还有一种初级形式的中西医结合,就是中西医生团结合作。这种形式主要在毛泽东领导的革命根据地井冈山和延安施行和推广。

由于战争不断和国民党的封锁,1927 年秋以后的两年多时间里,井冈山革命根据地处境恶劣,工农革命军缺医少药。为了改善医疗环境,红军自己动手,就地取材,建立了一所能容纳两百余名伤病员的红光医院。

医院的医生以中医为主，也有西医，药物除少量碘片外，主要是就地采集的中草药。红光医院以中医和西医的团结合作来救治伤病员，开创了用中西两法治病的模式，可谓中西医结合的开端。

延安时期，我党领导人大力提倡中西医团结合作，发挥中医作用，鼓励西医学习中医技术，还成立了中医研究会和中西医协会等学术团体，有力地促进了中西医结合实践的开展。

中西医结合的早期尝试积累了比较丰富的经验，为中西医结合的系统化奠定了基础，对新中国成立后卫生事业的发展方式也有很大的借鉴意义。

方针的确立

新中国成立后采取的中西医结合的卫生政策，既是战争时期中西医结合实践的延续，也是特殊而迫切的时代需要。

新中国成立初期，我国人民的人均寿命仅三十五岁，鼠疫、猩红热等传染病和各种社会病、职业病、地方病不断蔓延，人民的健康状况令人担忧。

在严峻的卫生形势面前，1949 年 9 月召开的第一届全国卫生行政会议确立了以预防为主的全国卫生工作总方针，随后积极部署和大力开展各类传染病的防治工作。这项工作艰巨繁重，单靠中医或西医来完成都是无法想象的，只有中西医精诚合作才能尽快控制住各类疾病，改善人民的医疗条件和卫生状况。因此，新中国成立初期确立中西医合作的方针也是特殊形势的必然要求。

毛泽东主席在接见第一届全国卫生行政会议代表时指

出，必须很好地团结中医，提高技术，搞好中医工作，发挥中医力量。

1950 年第一届全国卫生工作会议期间，毛泽东主席再次强调中西医团结的重要性，号召新老中西各部分医药卫生工作人员，共同投身于人民卫生工作。这次会议最终确立了面向工农兵、预防为主、团结中西医等指导新中国卫生工作建设的三大方针，这三大方针也成为我国卫生工作的长期指导思想。

在团结中西医的工作方针支持下，中医学的地位较新中国成立前大幅度提高，各种形式的中医研究陆续开展，中西医结合也从最基本的人才培养入手，进入实质性阶段。经过几十年的发展，中西医结合学科建设渐成规模，在理论规划和临床实践两方面都取得了令人瞩目的成就。

发展阶段

中西医结合的学科建设与发展基本上可以分为三个阶段：新中国成立初期到 20 世纪 50 年代、20 世纪 50 年代到 80 年代初、20 世纪 80 年代至今。在这个过程中，中西医结合逐渐全面深化。

第一阶段：新中国成立初期到 20 世纪 50 年代

新中国成立初期确立了团结中西医的工作方针之后，中西医结合的学科建设也随之展开。这一时期的主要任务是系统整理中医中药知识和临床经验，肯定中医学价值，在此基础上寻求中西医结合的可能性和途径，同时为中西医结合的长远发展储备人才。

1954年,中医问题临时工作组成立,就改进中医工作问题展开调查,提出了建立中医研究院的动议。

同年,《人民日报》发表《贯彻对待中医的正确政策》的社论,强调了西医学习中医的必要性。文章指出,中医中药的最大弱点就是缺乏系统的科学理论,其发展和提高因而受限,要弘扬祖国医学遗产,就必须根据现代科学的理论,用科学方法来整理中医学的学理和总结临床经验,使中医逐渐和现代医学科学合流。

1955年,中医研究院成立,明确其基本任务是中西医合作,以科学观点和方法有步骤、有计划、有系统地对中医中药知识和临床经验进行研究和整理,培养医学院校讲授中医课程的师资和中医药研究人才。

中医研究院成立同时,首届中医研究班成立,以西医学习中医作为改进中医工作的一方面的构想,开始落实并克服重重困难不断推广,至1959年掀起了西医学习中医的群众运动高潮。

除创办西医学习中医的研究班外,中西医联合会诊的方式也得到提倡。所谓中西医联合会诊,就是把中医请到西医医院会诊,甚至在西医医院开设中医门诊,增进中西医之间的学术交流,并观察中西医各自的临床效能,相互取长补短,提高诊疗技术,以促进中西医的结合。这种方式特别强调发挥中医的长处,西医向中医学习,是中西医结合的最初形式。

这一时期对中医的整理和改造,为中西医结合的进一步发展廓清了道路,多种形式的西医向中医学习的教育又培养了大批中西医兼通的复合型人才,为中西医结合的理论建设和应用准备好了人才基础,有力地保障了中西医结合的长久发展。

在理论政策上探索中西医结合途径之时,中西医结合也同步落实到临床治疗上。

这一阶段的特点是临床实验性描述,采取的主要合作形式为,先由西医诊断,明确病例,然后主要由中医用中药或针灸治疗,必要时西医进行配合,最后按西医指标观察疗效,这就是西医诊断、中医治疗的基本模式。

这种合作形式后来发展为在中西医密切配合下,根据具体情况选用中西医药或兼而采之,称为中西医综合疗法。这一疗法在当时被广泛普及到各地各级医疗卫生机构和临床各科各病种中,并证实了中医的有效性。

这一时期的中西医结合工作,不仅有效地保证了预防保健工作的顺利开展,而且在临床治疗上也取得了许多优秀成果。1958年举行的医药卫生技术革命经验交流会和展览会上,展示了中西医团结合作取得的初步成果,显示出中西医结合的优越性,使中西医结合研究者们信心倍增,中西医结合研究也向着系统综合的方向进一步深化。

第二阶段:20世纪50年代到80年代

在新中国成立初期,政策上的中西医团结合作和技术上的西医诊断中医治疗、中西医综合治疗取得了很大的成就,在此基础上,中西医结合向纵深发展,有意识地进行学科的系统理论建设,对研究所应遵循的方针、历经的步骤、采用的方法、研究工作的直接结果和最终目的有了更清晰的思考和共识,由此形成了中西医结合的共同纲领。

中西医结合共同纲领的主要内容是:在中西医团结合作的基础上,主要由中西医兼通的医学人士,用现代科学(包括现代医学)方法,研究、继承、发扬中国传统医药学遗产,丰富现代医学科学,发展具有中华民族特点的新医学。这一纲领产生于20世纪50年代末到60年代初,代表了当时中西医结合研究的最新理论成果。

这一纲领强调了中西医团结合作对于顺利开展中西医结合事业的基础性地位,指出了中西医结合对于继承和发扬中医学优秀遗产的推动作用,更重要的是,提出中西医结合的直接目标和终极目标是丰富现代医学科学,实现具有民族特色的新型医学。

这个目标也是中西医结合的最佳发展方向和出路,从中可以看出中西医结合研究者们宏大的学术构想和追求。

在组织方面,围绕着中西医结合共同纲领提出的这一奋斗目标,一些志同道合之士团结在一起,形成了中西医结合学术共同体。他们来自不同方面,中医、西医、"中学西""西学中"、非医学科学工作者等兼而有之。

更为专业的学术团体——中国中西医结合研究会成立于1981年,继续强调加强中西医结合研究,并细化和深入到中西医结合的思路方法、临床疗效、药物剂型、基础理论等多层次多学科的研究,实现中西医的融会贯通,促进医学科学的繁荣进步,发展具有我国特点的新医药学。

这一时期的理论建设趋向系统严密,中西医结合开始成为一个独立的学科。中西医结合的具体方式和途径也贯通理论和实践,并呈现出多层次多形式的深度结合。1960年卫生部党组《关于全国西医学习中医经验交流座谈会情况的报告》总结了当时中西医结合的形式,主要包括以下几种。

第一,用中医的理论和西医的方法,结合临床,对某些疾病进行综合性的研究,使中西医学术进行交流,并开始产生出新的理论;

第二,用生理学等现代基础医学研究中医学术,进而推动基础医学科学的发展;

第三,在中西医结合治疗病人的过程中,系统整理临床经验,从一种病到多种病以致整个科,总结中西医结合的防治办法和临床治疗规律,并逐步深入到理论研究,以逐步形成新的临床医学体系;

第四,用现代自然科学方法,从物理学、化学等方面对祖国医学进行综合研究,以丰富医学科学内容并产生出新的学科。

这些研究方式和方法不仅是 20 世纪 50 年代到 80 年代中西医结合的主要方式,还一直沿用至今。

这一时期,中西医结合不仅在基础理论建设上有相当进展,在临床和药物方面的研究也陆续开展,并取得了令人瞩目的成就。如中西医结合治疗急腹症、骨折、心脏血管疾病,都有显著疗效,用中西医贯通的思想和实验科学的方法来研究针灸经络、针刺麻醉、寒热本质和脏象实质等传统中医课题也取得突破,显示出中西医技术结合和理念结合的有效性,以及中西医结合研究的优越性和中西医结合医学的生命力。

第三阶段:20 世纪 80 年代至今

20 世纪 80 年代以后,中西医结合研究进入新阶段,基础理论研究和临床研究都取得显著进展,学科建设成就斐然。

作为一门全新的没有前人经验可借鉴的学科,中西医结合研究在发展过程中难免遇到一些困难和阻碍,也向研究者提出了挑战。在新的历史时期,研究者广泛吸收西方学术思想,对中西医结合的出路和方式展开了更深层次的思考,并形成了一些理论成果,丰富了中西医结合的基础理论和方法论建设。

2001 年,学者陈可冀撰文《中西医结合的原则和实践》,论述了中西医结合在研究和实践中应遵循的原则,指出中西医结合必须面向现代化、面向世界;坚持继承互补整合的原则,不能偏废一方;必须尊重传统思维,再结合循证医学,将个人经验与科学研究结论结合起来;还要应用现代医学理论和方法,结合中医学理论,重视中医辨证论治的个体化医疗;在实践中要注意寻找中西医之间的结合点与交叉点,开拓中西医结合的空间。这篇文章阐明了中西医结合研究的重要问题,为它的前行指明了方向。

同时,关于"中西医结合"与"中西医结合医学"概念的探讨、对中药研究方法的思考,以及证候研究、经络研究等的相关思考都纷纷展开,巩固充实了中西医结合研究基础理论和方法论体系。

这一时期的基础理论建设还呈现出不同以往的新特点。之前的中西医结合理论研究,往往是用西医理论来验证中医理法方药的有效性。而随着中西医结合研究的发展,研究者发现有一些新现象和新认识单用中医理论或西医理论无法解释,因而提出了一些具有中西医结合特征的新概念和新理论。

"病理性肾虚""脾虚综合征"等中西医结合病理学概念,"宏观辨证""微观辨证""辨证微观化"等中西医结合诊断治疗学概念,都是在融会中西医学理论基础上产生的新概念,标志着中西医结合理论研究的不断深入。

在临床研究中,初步运用动物模型和实验研究观察手段,将病证研究和经络研究推到一个更为深入的层次。在诊疗方式上,以"病证结合"为主,对于临床各科常见病的诊治疗效显著,在防治心脑血管疾病、肝病、糖尿病、风湿病、血液病、呼吸病、消化病以及治疗老年、妇女、儿童的各种疾病上都取得了重大进展,也开拓了中西医结合的研究领域。

这一时期中西医结合学科建设的重大进展还表现在各类中西医结合机构的建设。

随着中西医结合的不断发展,几十年间各类中西医结合机构,包括医疗机构、研究机构、教育机构不断增多,规模也越来越大,为中西医结合医疗、科研和教学提供了必要的基地和平台。

此外,中国中西医结合学会的成立和各种中西医结合学术期刊的出版,为繁荣国内外中西医结合研究和学术交流,促进中西医结合学科发展作出了重要贡献。

随着中西医结合医学理论和实践的快速发展,它的影响也越来越大,不仅在中国卫生事业中占有重要地位,而且产生了广泛的国际影响,促进了国际结合医学的发展。综合中西医学之长的中西医结合医学以其先进性,昭示了未来整体医学发展的方向。

第四节 改革创新,多元发展
——中医的现状和前途

在西医蓬勃发展和中西医结合医学苗壮成长的同时,中医也没有停止前进的脚步。近年来,中医结合现代医学理论和传统经验,不断创新,推动了中医基础理论的发展,在临床应用上也取得一定成就,并且产生了国际化影响。

中医正朝着现代化科学化医学的道路大步迈进,但同时也存在一些问题,还有待于中医研究者们进一步思考和解决。

理论创新

1996 年开始,中医学界对一些传统的中医理论,如中医气本质、经络实质、阴阳、五行、藏象以及中医哲学观等,有了新的认识和解说。这是一场促进中医基础理论走向现代化和科学化的理念革命,是中医基础理论的创造性发展。

这一时期的理论创新成果主要包括:气本质的现代解说、阴阳的现代数理定义、中医分形集、中医新哲学观、病证研究等。

邓宇等借用现代科学的概念阐释传统概念"气",揭示气是流动着的信息、能量、物质的混合统一体、广义波。

阴阳的现代定义揭示了阴阳的实质与基础就是宇宙的"信—能—物—结构—功能—空时(气)"等大统一的物质实体与非物质属性的总括反映,并构造了阴阳的数理、哲学、逻辑学定义与运算等创新方法和概念。

中医分形集阐述了阴阳分形集——阴阳集的分形分维数,五行分形集——五行集的分维数,藏象分形五系统——心系统、肝系统、脾系统、肺系统、肾系统,经络系统的分形集与分形经络。

在对中医分形集思考论述的基础上诞生了中医整体观、辨证观之外的新哲学观:相似观(分形论)。这是取象比类、象数学、取数比类的现代化和科学化演绎,是通过类比、象征方式,运用带有感性、形象、直观的概念、符号,表达对象世界的抽象意义、把握对象世界联系的思维方法。

病证研究也取得了突破性进展,运用现代医学理论,对中医证的概念、病与证的关系、病与证的统一性原理、中医证的本质和发病学机理、中医诊断和治疗疾病的现代医学原理、中医证的发病学机理与复方中药的作用机理之间的关系等问题进行了现代阐释。

这些创新成果不仅促进了中医理论与现代科学的接轨,也为中医的诊断治疗等临床应用确立了指导思想。

临床应用

现代中医在诊疗方式和手法上既继承了传统中医精髓,又与时俱进,借鉴和学习现代治疗方式,提高中医的诊疗效果。

在诊断治疗疾病时,中医主要采取辨证论治的方法,就是通过望、闻、问、切四诊收集病状和体征,加以分析,辨清病因、性质、病变部位,以及正邪之间的关系,综合判定为某种性质的"证",从而探求到疾病的本质,并在此基础上确定治疗原则和具体治法。

中医的治疗方法多种多样,既有药物疗法,又有非药物疗法。

药物治疗又包括内治法和外治法,所谓内治就是药物内服,外治则有外敷、热熨、熏洗等方法。近年来又涌现出一批传统药物注射制剂,被用于肌肉和静脉注射,起效更快,吸收更好。

非药物疗法则主要有针灸、拔罐、推拿、按摩、气功等,以及以药膳为代表的食疗。

中医疗法的直接目标是平衡人体正邪二气，在具体治疗方式和用药的选择上根据病情不同或攻或补，或攻补兼施，传统中医的临床攻补八法"汗、吐、下、和、温、清、补、消"一直沿用至今。

同时，中医治疗以整体观为指导，关注的不仅是祛除疾病，还特别注意患者自身机能的提高，所以治疗过程往往辅以情绪控制方面的指导和运动的建议，以恢复患者身心的健康为目标。

随着中西医结合医学的不断发展，中医也从中借鉴了许多诊断治疗方式，或利用现代医学检测方法辅助中医辨证诊断，兼用中西药进行治疗，或利用中西医的结合点改进创新药物用品和治疗工具，像小针刀、传统药物注射针剂、科学中药等，都是现代中医在中西医结合的生长点上不断推陈出新的产物。

在疗效的验证上，传统中医一般是根据脉象和病证在服药前后的变化来判断疗效。现代中医学则建立多种实验动物模型或进入临床人体实验，通过对比试验来验证中药或方剂的疗效。

成就与影响

现代中医在理论创新和提高临床应用效果方面作出的努力，有力地推进了中医的发展和中医学科的建设。

中医基础理论、中医诊断学、中药学、方剂学、温病学等基础中医学科和中医内科、外科、妇科、儿科、针灸科、骨伤科、推拿科、眼科、耳鼻喉科，以及中西医结合医学、气功科、中医护理等临床中医学科都有相当程度的发展，各种层次的中医院和综合医院的中医门诊与病房得以建立,并在许多病证的治疗上显示出了西医难及的优势。

作为与西医、中西医结合医学并存的三大医疗力量之一,中医在国家的卫生事业中占据重要地位并作出了重要贡献。

中医还走出国门,为更多国家和人民所认识和接受。在中医药历史比较悠久的亚洲各国,中医已经成为很多国家卫生保健事业的重要组成部分,如泰国政府通过中草药议案,承认中医药的合法地位,越南很早就提出东医与中医相结合,日本则对汉方医学的应用和研究给予了越来越多的关注和支持。

在西方各国,中医也逐渐得到理解和接受。在美国,公众和医学界都逐渐认识到了中医安全有效和广泛通用的特点,越来越多的美国人愿意接受中医治疗,中药得到青睐,针灸也逐渐合法化;在英国,中草药、针灸等各种中西医结合疗法蓬勃兴起;在德国,许多医生学习中医针灸并将针灸作为临床治疗的重要手段;由于中医医疗效果显著,欧洲保险业者开始将针灸治疗纳入保险范围,欧盟各国还成立了中国医学联盟。

中医在世界范围内也得到越来越广泛的认可和支持,世界卫生组织对针灸的作用进行了调研,证实了针灸治疗多种病证的有效性。2002 年世界卫生组织发表了《2002—2005 传统医药研究全球策略》,邀请全球一百八十多个国家将替代医学(中医属于替代医学)纳入该国的医疗政策。这些认可与支持都反映了中医传统经验与现代革新的珍贵价值。

问题与解决方案

中医在近现代的发展并不是一帆风顺的,尤其清末以来,随着资本主义列强入侵中国,西方医学大量涌入,严重冲击了中医的发展。在救亡的历史背景和西方医学体系的参照下,改造变革中医的呼声越来越高,有人甚至认为实现医学现代化就必须废除中医。

从俞樾发表《废医论》到国民政府废止旧医,废除中医之说不绝于耳,甚至一直延续至今。2005年,中南大学张功耀教授发表了《告别中医中药》,将中医存废之争推向了新高潮。

中医存废之争的关键问题是中医学是否属于科学。

一些学者认为,中医理论缺乏科学性,四诊法也没有确切的科学实验依据证实其有效性,不能算是一门科学,在医学现代化科学化的今天,已经跟不上时代的发展。

还有一些学者辩证地看待中医,认为按照现代科学划界标准来说,中医的本质虽不是科学的,但也不是伪科学,它有超脱科学的可贵的一面,并且可以用现代的科学方法研究和发挥部分中医理论。

针对"中医不科学"的说法,2005年11月19日,中国中医研究院更名为中国中医科学院,对这一论争作出回应,表明了官方的态度。但论争仍未平息,中医学是否归属于科学、中医药是否有效,仍备受主流科学界的质疑。

面对中医存废之争,中医界人士认识到,中医要在现代医学科学为主流的环境中生存下去,就必须找准自己的道路,由此展开了关于中医发展出路的思考。

一些学者认为,中医必须改革,向现代化科学化的方向转变,才能适应现代科学的发展和社会的需求,否则就会被淘汰。要实现中医现代化,就要用现代医学科学理论对中医传统理法进行改造、理解和解释。这一方向曾经是卫生部努力倡导的,持论者众多。

但是目前实现中医的现代化、国际化也存在一些困难和问题。对理论研究的重要性、决定性作用认识不够,未能把握住中医药理论现代化研究的特点,造成了研究的错位,未能及时建立起科学的力量和假说来指导实践研究,理论思维存在偏差,精通多学科的复合知识型人才匮乏等结果。

以何足道、贾谦等为代表的学者则认为,虽然现阶段中医的价值没有得到应有的重视,但随着社会的进步和科学的发展,中医传统理论和技术的科学性必将显现出来并得到理解,其潜力也将更多地发挥出来。因此他们坚持复兴中医传统,保持中医的纯粹性。

中医现代化和复古主义的观点看似矛盾,但都是出于更好地保存和发展中医的共同目的,也都有各自立场上的合理性。

除这两个方向之外,中医界对中医的发展还提出了其他建设性意见。如邓铁涛等坚持中医的辨证施治原则,这是学院派中医的最初方向;以中国中西医结合学会会长陈可济为代表的学者则认为,未来医学的发展方向是中西医结合,因此坚持走中西医相结合的道路;聂文涛在《现代中医学主张》中发表了现代中医学的宣言,他认为,追求形式没有意义,解决问题才是最主要的目的,只要中医学确实有实用性功效就不会灭亡,因此主张用中医方法分析各种医学资料,努力治疗疾病。

在各种争鸣中,众多学者就中医的发展道路和前景作了深入思考和探索,虽然没有取得一致性意见,也尚未找到中医的最佳出路,但不同方向的思考和努力仍然起到了激活中医学研究领域的作用,对中医学的继续发展有重要的参考和指导意义。

　　作为一种古老而又常新的医学体系，中医在数千年的发展中曾挽救了无数人的生命，解除了无数人的苦痛，对维护我国人民的健康作出了重大贡献，并将继续作出贡献。尽管中医的现代发展遇到了一些困难和阻碍，但相信在医界人士和公众的共同努力下，必能找到适应时代趋势的最佳道路，中医也必将在未来继续焕发光彩。

参考书目

1. 姜春华编著：《历代中医学家评析》，上海科学技术出版社，2010 年 。

2. 廖育群著：《医者意也——认识中医》，广西师范大学出版社，2006 年。

3. 王新陆著：《中医文化论丛》，齐鲁书社，2005 年。

4. 唐云著：《走进中医——对生命和疾病的全新探索》，广西师范大学出版社，2004 年。

5. 阮沸翔著：《百岁良方：药膳·药茶·药酒及其他独特疗法》，湖南人民出版社，2003 年。

6. 邓大学著：《中医中药》，安徽教育出版社，2002 年。

7. 李任先著：《中医饮食调补学》，广东科技出版社，2002 年。

8. 廖果、梁峻、李经纬著：《东西方医学的反思与前瞻》，中医古籍出版社，2002 年。

9. 吴志超著：《导引健身法解说》，北京体育大学出版社，2002 年。

10. 张学梓著：《中医养生学》，中国医药科技出版社，2002 年。